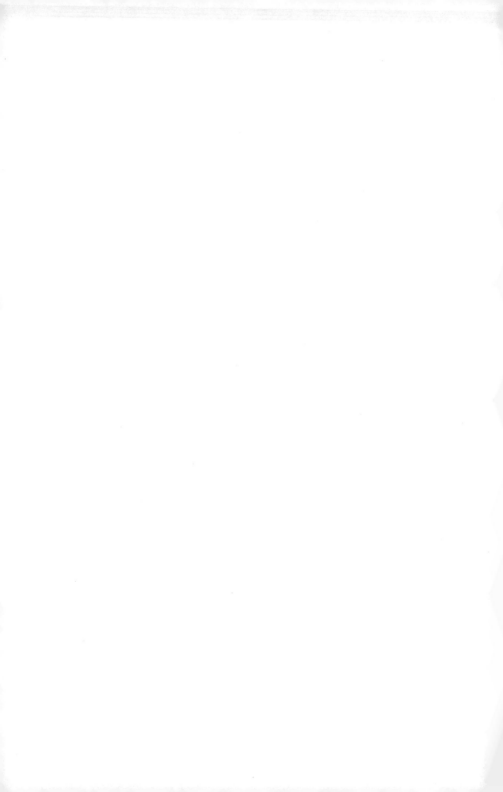

每个家庭都需要的
健康呵护指南

心中有术 著

科学技术文献出版社
SCIENTIFIC AND TECHNICAL DOCUMENTATION PRESS
·北京·

图书在版编目（CIP）数据

每个家庭都需要的健康呵护指南 / 心中有术著 . —北京 : 科学技术文献出版社 , 2023.4

ISBN 978-7-5235-0093-4

Ⅰ . ①每… Ⅱ . ①心… Ⅲ . ①健康—指南 Ⅳ . ① R161-62

中国国家版本馆 CIP 数据核字（2023）第 047356 号

每个家庭都需要的健康呵护指南

责任编辑：王黛君　宋嘉婧　责任校对：王瑞瑞　责任出版：张志平	
出 版 者	科学技术文献出版社
地　　址	北京市复兴路15号 邮编 100038
编 务 部	（010）58882938，58882087（传真）
发 行 部	（010）58882868，58882870（传真）
邮 购 部	（010）58882873
销 售 部	（010）82069336
官方网址	www.stdp.com.cn
发 行 者	科学技术文献出版社发行　全国各地新华书店经销
印 刷 者	三河市嘉科万达彩色印刷有限公司
版　　次	2023 年 4 月第 1 版　2023 年 4 月第 1 次印刷
开　　本	880×1230 1/32
字　　数	171 千
印　　张	9
书　　号	ISBN 978-7-5235-0093-4
定　　价	62.00元

目 录

Part 1 守护你的心脑血管健康

心脏疾病隐患早发现 _002

重症、急症不要慌 _013

了解血管血脂 _024

如何降低心脑血管疾病发生率 _030

合理用药 _034

Part 2 人人都该懂的医学常识

小毛病更要谨慎 _046

皮肤疾病与护理 _057

常见病的养护 _063

癌症不可怕，提早筛查最关键 _077

凶险就隐藏在我们身边 _092

急救知识与突发状况应对 _101

传染病的预防 _114

体检，早一点再早一点 _122

用药误区 _128

Part 3 科学饮食更健康

如何做到科学饮食 _136

营养补充剂到底如何补 _148

粉碎饮食类谣言 _157

Part 4 给父母的育儿指南

日常保健和常见疾病 _168

养成受益终身的生活习惯 _183

婴幼儿养育的注意事项 _188

每个家庭都需要的健康呵护指南

Part 5 关爱女性，好好爱自己

呵护皮肤，正确美白 _ 196

要漂亮更要保持健康 _ 208

女性日常筛查更重要 _ 219

Part 6 健康日常生活这样做

从生活习惯开始呵护健康 _ 228

快来给健康生活支妙招 _ 238

你以为的养生其实是在养病 _ 249

减肥与饮食、运动的相爱相杀 _ 257

那些你不知道的冷知识 _ 270

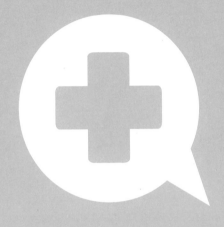

Part 1

守护你的心脑
血管健康

心脏疾病隐患早发现

心脏发出的三个不可忽视的警报

第一，平卧时憋气难受，坐起来能缓解，这是典型的心衰症状。

第二，活动后胸痛、胸闷，有些人可能会吃完饭以后胃难受，但查不出原因，这是典型的心绞痛症状。这种情况比较常见，尤其是有冠心病风险因素的人，一定要警惕。

第三，双下肢水肿。心衰常引起排血量减少，静脉回流受阻引起双下肢水肿。

心脏病坚决不能拖

之前抢救过一个急性心肌梗死的患者，男性，40多岁，来医院的时候人已经心衰了。这就是我们经常说的"心梗"。他常年吸烟，每天两三包，平时还爱喝酒。这次因为和朋友一起大喝了一顿酒诱发心梗。这位患者完全不知道自己的心脏不好，平时总以为是胃疼，其实是心脏出了问题。因为心绞痛会反射到胃部，让人误以为是胃病，这种情况在临床上并不少见。

我们给他做了冠状动脉搭桥手术，可谓九死一生，因为IABP（主动脉内球囊反搏，指一种增强心脏功能的装置）、ECMO都用上了。ECMO是体外膜肺氧合，在疫情防控期间救过无数新冠肺炎重症患者。如果把这些机器都用上了，说明病情真的已经很重了。

我觉得需要反思的一点是，现在年轻人发生心梗、猝死的概率升高，与大家的生活方式有很大关系。平时大吃大喝，没完没了地熬夜，久坐不运动，烟酒不离手，疾病在向你招手。

身体是我们自己的，只有自己知道身体是怎么回事，千万不要不以为意、掉以轻心！平时该体检的时候就做体检，该看病的时候就去看病。我希望大家都有一个健康的身体，避免这些悲剧的发生。

有些病真的不能拖，尤其是心脏病，只会越拖越重。如果能早发现、早治疗，就意味着你有更多的治疗机会和更高的手术成功率。如果这位心梗的患者之前就发现自己有这种疾病，可能就不是现在这个结局了。

胸痛发作的时候怎么办

我接诊过一个急性心梗的患者，他在胸痛发作的时候听信网上的谣言去拍打自己的肘窝，最后害死了自己。

之所以会发生心肌梗死，是因为长在心脏表面、给心脏供血的冠状动脉出了问题，一般是粥样硬化斑块发生破裂，接着血液中的血小板、纤维蛋白等快速聚集形成血栓，使一部分心肌的血液供应被彻底阻断，心肌长时间缺血，就发生了坏死。

拍打肘窝能把堵住的血栓疏通的说法纯属无稽之谈。除此之外，胸痛的时候捶打胸口或者用力咳嗽也都是不可取的，只会加速死亡。

当胸痛发作、怀疑是心梗时，首先不要紧张，要减少活动，尤其是不能做增加心脏工作负荷的动作，否则会加剧病情。一定要安静下来休息，然后在血压不低的情况下（保险起见，收缩压在 100 mmHg 以上时，因硝酸甘油有降低血压的作用，故服用硝酸甘油时血压不应低于正常平均值低限 90/60 mmHg），可以含 1 片硝酸甘油；如果 5 分钟之后不缓解，可以再含 1 片，最多 3 片。如果手头没有硝酸甘油，有速效救心丸也可以，然后静静等待救护车的到来。

心慌、胸痛、胸闷一定是心脏病吗

有人会感觉总是心慌、心脏刺痛、胸口处难受，问我是不是得了心脏病，其实这些表现未必是心脏病，大部分情况下是心脏神经官能症。什么是心脏神经官能症？其实就是神经功能失调或精神心理问题，出现心血管疾病有关症状，比如心慌、胸痛、有刺痛感、隐痛。

这些表现称不上是一种疾病，也不用刻意去吃药，平时注意休息，避免疲劳和焦虑，就能缓解这些症状。必要时，可以吃一点谷维素、营养神经的药、抗焦虑药物。

心脏早搏：加班人的烦恼

你在特别累或者休息不好的时候，有没有感觉心脏突然"咯噔"，停顿一下，然后继续跳的经历？有时候还会感觉到心慌？如果你去医院检查心电图，会发现可能是心脏早搏。心脏早搏也叫期前收缩，分为房性早搏和室性早搏两种，可以简单理解为一段不规律的心跳。

正常情况下，心脏搏动是有节律的，就像钟摆嘀—嗒、嘀—嗒、嘀—嗒，每次搏动的间隔大致相同。但是如果这种搏动不规律了，提前来了，那就是早搏。大多数的房性早搏是无症状的，一些室性早搏可能会有一些不舒服的症状，比如心慌、乏力，但一般不会对身体造成很大的影响，所以不必为此过于担心。

熬夜、加班、吸烟、饮酒，过量喝咖啡或者浓茶，精神过于紧张或者压力过大等，这些都有可能会诱发早搏，如果没有了这些诱发因素，可能早搏就能自行消失。

但是，如果它引起了很严重的症状，比如眩晕、眼前发黑，或者直接晕倒，或者早搏发作过于频繁，频率在每24小时大于1万次以上，这种情况下是有风险的，需要及时就医。

稍纵即逝的变异性心绞痛

有一种心绞痛叫变异性心绞痛，可能很多朋友都不知道。

我曾经在门诊遇见过一位小伙子，他的主要症状是夜间出现胸痛、胸闷，甚至有几次他从睡梦中被疼醒。他做了很多检查都没有问题，而且他没有高血压、糖尿病，也不吸烟、不饮酒，基本没有冠心病的风险因素，最后我给他的诊断是变异性心绞痛。这种病的主要原因是冠状动脉痉挛导致的心肌缺血，它的特点是清晨或夜间发病，发作时间非常短，与活动、劳累没有关系，多发生于年轻人当中。

对于有这种疾病的患者，不能用倍他乐克等降心率的药来

每个家庭都需要的健康呵护指南

治疗，因为会加重冠状动脉的痉挛收缩，真正有效的药是钙离子通道阻滞剂，比如地尔硫䓬、硝苯地平，这类药可以缓解痉挛。所以，如果年轻朋友出现类似的症状，又查不出来原因，就要注意了，可能是变异性心绞痛。

暴发性心肌炎：别拿感冒不当回事

曾经有位 23 岁的小伙子，因为暴发性心肌炎来我们医院进行治疗。他是上午到的我们医院，中午就发生了心跳骤停，我们赶紧给他进行了心肺复苏，并且给予体外的生命支持。

小伙子起初只是普通的感冒，但是他没有当回事，过了几天就出现了胸闷、浑身乏力的症状，到医院之后被诊断为暴发性心肌炎，急性心力衰竭。医院给他用了体外的生命支持，也就是 ECMO 治疗。因为 ECMO 的作用是让心肺得到休息，所以他的花费比较高，一天的住院费用就要 1 万多元，现在已经花了 20 多万元。他刚刚大学毕业，还没有稳定的工作，所以这件事情对于他本人以及他的家庭来说都是莫大的冲击。

很多年轻人觉得感冒没事，没想到感冒能发展成心肌炎，甚至是暴发性心肌炎。当感冒后出现以下三种症状时，一定要警惕，及时就医：

第一，感冒快好了，但出现明显的心慌，心跳也特别快，达到每分钟 100 次以上，这种心跳又不是发热引起的。此时，一定要去医院检查一下心电图和心肌酶，排除一下心肌炎的可能。

第二，感冒后莫名其妙地出现全身乏力。如果感冒都快好了，但乏力症状不缓解，同时出现胸闷、憋气等感觉，建议立即去医院查一查。

第三，感冒后眼前莫名其妙地出现一过性发黑，甚至晕倒，这时一定要注意，这种症状很可能是心肌炎导致心脏传导阻滞引起的晕厥。

感冒虽然是小事，但如果不注意也会酿成大问题，尤其是在流感高发季节。感冒了就要好好休息，别拼命工作。朋友们请记住，身体是自己的，留得青山在，不怕没柴烧。

如何看懂体检中的心电图

很多人在体检的时候，心电图上会写着"房性早搏""室性早搏""窦性心律不齐""心电轴左偏""心电轴右偏"等。

心脏早搏也叫心脏期前收缩，它可以分为房性早搏和室性早搏两种。简单来说，它就是心脏在规律跳动的过程中突然来一下不在节奏上的乱跳。其实很多人的早搏都是无症状的，不需要吃药，也不需要进行治疗。有些人每天的早搏次数比较多，症状可能会比较明显，比如心慌、胸闷、气短，这些患者可以在心内科医生的指导下口服一些治疗早搏的药物；而另一

每个家庭都需要的健康呵护指南

些比较严重的室性早搏患者（24 小时室性早搏次数大于 1 万次），可以选择微创射频消融手术来彻底消除早搏。对于大部分有早搏的患者，如果平时会有心慌的感觉，建议不要总是去想它，你越是给自己心理压力，感觉就会越明显，有可能你的注意力不再过度集中在早搏上，你的症状自然就没有了。

窦性心律不齐也是心律失常的一种，但是已经给你冠以"窦性"的名义了，就说明你本身就是一个正常心律，心跳的出发部位是对的。其实我们的心律本身不是一成不变的，活动的时候心率会加快，休息的时候心率就会慢一点。当我们做心电图的时候动了一下，这其实是心脏会有的相应的调节。这个"动了"不只是身体动，还包括呼吸的时候胸廓上下的起伏、心理紧张、情绪波动，这些都是发生窦性心律不齐的原因。所以基本上没啥事，并不需要进行治疗。

心电轴左偏或者心电轴右偏这两种情况确实不少见，但是单纯的心电轴左偏或右偏并不能说明你有任何心脏方面的疾病，也许只是你的心脏在胸腔中的位置和别人不一样，所以别慌张。

如果做完心电图检查，发现报告上面写着"窦性心律 ST-T 改变"，这是不是有什么问题呀？千万别自己吓唬自己，窦性心律就是正常心率。为什么叫窦性心律？因为心脏规律的跳动是由心脏的窦房结发出信号的，所以叫窦性心律。

临床医生不会单纯地拿 ST-T 改变作为诊断心脏疾病的依

据，因为它的特异性和敏感性太差，好几十种疾病都有ST-T改变，包括很多非心脏系统的疾病。况且，很多人的ST-T改变属于正常变异，就算少部分人的ST-T改变真的有问题，那么别的检查肯定也会有问题，不会单单体现在一张心电图上。所以，当你拿着一份有这些提示的心电图时，别慌，去找医生辨别一下原因。

心脏彩超检查单怎么看

相信很多朋友都做过超声心动图，也就是心脏彩超检查，但我估计很多人对上面的诊断产生过误解或者有疑问，比如"诊断左心室舒张功能减低"。很多有心脏疾病的人都会出现这样的诊断，但是更多的正常人也会出现这样的诊断，这是为什么？

这很好理解，因为心脏是在不断工作的，肯定会造成一些劳损，就像橡皮筋总用的话，弹性也会下降。如果单纯地出现这种诊断，大家不用过于担心，也不用治疗。

大家真正需要关注的是什么？是心脏收缩功能（用心脏射血分数即EF值来代表）。正常人的EF值在50%～70%，如果EF值低于50%，说明你的心脏功能和泵血能力开始下降了，根据具体下降的EF值可以分为：轻度减弱（男性为41%～51%、女性为41%～53%）；中度减弱（30%～40%）；

重度减弱（＜30%）。您的医生会根据心脏彩超报告给出不同的建议。

如何判断自己的心功能

之前有位患者来看病，他的主要诊断是先天性房间隔缺损以及心功能一级。他问我：心功能一级是不是说明我心脏功能不太行？正常的心功能是多少级？我需要到多少级才能满级？然后我就笑了笑，我说这不是打怪升级，心功能一级恰恰说明你的心脏功能还可以。

临床上心脏功能主要分为四级：一级是指当你休息或者走路上楼时不会出现胸闷、疲乏、气短或者是心绞痛等症状；二级是指当你活动的时候，出现了上述症状；三级是指当你的活动量不大时，就出现了胸闷、疲乏、气短等症状；四级是指不管你是休息还是活动，都出现了这些症状。

房颤：心脏跳动不规律危害大

房颤，也叫心房颤动，是一种不规律的心脏跳动。房颤会影响心脏的收缩力，导致血流动力学的紊乱，可能会出现心慌、胸闷、气短、头晕眼花或者晕倒的症状。

从发病时间上来讲，房颤可以分为阵发性房颤、持续性房颤和永久性房颤。阵发性房颤一般指发病持续时间小于 7 天，多在 48 小时之内就可以自行恢复心律。持续性房颤是指发病持续时间大于 7 天，必须用药物或者电击来进行复律。当心脏复律失败或者其他方法无法终止房颤的时候，就变成了永久性房颤，多数永久性房颤的患者可以通过导管射频消融术或者外科房颤射频消融术来治疗。

房颤一般在心电图或者是动态心电图上就可以诊断出来，它的危害非常大，可以把脑卒中的风险增加 5 倍，把心衰的风险增加 3 倍，大大提高患者的死亡率。所以说，有房颤的朋友们一定要定期到医院让医生好好检查一下，制定合理的治疗方案。

重症、急症不要慌

脑卒中越来越偏爱年轻人

《中国脑卒中防治报告（2020年）》中显示，2018年我国约有194万人死于脑卒中。也就是说，每16秒就有一个人死于脑卒中。之前有一则新闻，说有位男性去外地出差的时候感觉自己落枕了，于是随便在街边找了一家养生馆做颈部按摩，结束后他却出现了头晕、呕吐的症状。去医院做完检查后，他才发现自己原来是脑梗，也就是我们常说的脑中风，专业名词就是脑卒中。

为什么会出现这种状况呢？问题就出在按摩店，可能是那位技师在按摩的时候太过用力，按摩不当，导致这位患者的颈动脉出现了夹层，然后发生了脑缺血，最终脑梗。

在这里提醒一下大家，没事儿别让别人给你按摩脖子。我们的颈椎周围有很多重要的神经和血管，它们并没有骨性结构覆盖和保护，所以很容易受到损伤。如果颈部按摩动作不规范，再使点劲儿，可能就会把人按坏了。

别以为脑卒中只能发生在老年人身上，现在不注意身体的小年轻越来越多，烟酒不离手，月亮不睡你不睡，久坐不动对瓶吹，由此带来的肥胖、高血压、高脂血症、糖尿病等也让脑卒中越来越偏爱年轻人。所以，建议大家改掉那些坏毛病，多活几年比什么都强。

如果你身边的人突发脑卒中，要尽快把患者送到医院，最佳的抢救时间在 3 小时之内，并且一定要去急诊，因为急诊的绿色通道可以快速做检查，给患者治疗。如果突发脑梗、心梗这些比较急的情况，也是一样的。

抢救脑卒中牢记"三不要"：

如果你身边的人出现了脑卒中，你应该怎么办？

第一，不要等等看。如果你发现他言语不清、口角歪斜、肢体不能动，甚至意识障碍，一定不要等等看，而是立即拨打120，准备去医院。

第二，不要乱吃药。因为你不知道他的脑卒中类型是脑梗还是脑出血，如果他是脑出血，而你又给他吃了阿司匹林，那么势必会加重他的病情。

第三，不要慢悠悠，一定要以最快的速度把患者送到最近的医院，到医院后医生会马上给患者做头部 CT，确定到底是脑梗还是脑出血，尽快制定下一步的治疗方案。

切记，脑卒中抢救的最佳时机是在 3 小时之内，最多不超过 4.5 小时。脑血流每阻断一分钟，就有上百万个神经元细胞会死亡，大家一定要注意重症、急症最紧要的是争取抢救时间。

卵圆孔未闭——脑梗信号

你是否经常发生偏头痛？蹲下后再起来的时候感觉到头晕，甚至出现不明原因的晕厥或者摔倒？这可能是一种脑梗造成的，这种脑梗源于心脏中隐秘的角落——卵圆孔未闭。

卵圆孔未闭（patent foramen ovale，PFO）是一种先天性心脏病，经常可持续至成人期。虽然多数卵圆孔未闭患者无症状，但许多临床表现比如头痛、晕厥可能与卵圆孔未闭有关，而这当中最重要的就是隐源性脑卒中。卵圆孔是我们在胎儿时期的重要血流通道，一般在出生之后会慢慢闭合。如果大于 3 岁还没有闭合，就叫卵圆孔未闭。医学界过去认为卵圆孔未闭不会造成心脏异常，但是随着医学的发展，逐渐发现卵圆孔未闭会在心脏中形成血栓，血栓有可能会脱落，当血栓被血流冲到脑部，堵塞脑部的血管，就会造成脑梗，因此有些患者就会发生隐源性脑卒中。

这种情况多发生于年轻人当中，其实正常人群中大约有25%～30%的人存在卵圆孔未闭[1]，只有通过心脏超声，最好是经食道的心脏超声，才能够发现卵圆孔未闭。

冠心病的两大常见疑问

冠心病的全称叫冠状动脉粥样硬化性心脏病，动脉粥样硬化不可能被逆转，所以目前世界上没有任何一种药物或者技术可以彻底治愈冠心病。如果有人跟你说有一种药可以彻底治愈冠心病，这个人一定是个骗子。如果这种药真的存在，一定会获得诺贝尔奖，而不是在吆喝着卖药，所以大家一定要擦亮眼睛，千万不要被收了智商税。

另外，有人问我睑黄瘤和冠心病之间到底有没有关系。他看到网络上说，如果碰到有睑黄瘤的人，不要和他打麻将，也不要气他，因为他可能会有冠心病，会发生猝死。其实，这种说法并不科学。

睑黄瘤是一种含有胆固醇的质软的黄色斑块，多发生在中老年人的眼皮内侧，50%有睑黄瘤的人可能存在血脂异常，也就

---

[1] 数据来源：*Ocular manifestations of hyperlipoproteinemia. Am J Ophthalmol.* 1970；70(4)：563. *The pathogenesis and clinical significance of xanthelasma palpebrarum. J Am Acad Dermatol.* 1994；30(2 Pt 1)：236.

是平时说的高脂血症。高脂血症确实是冠心病的危险因素，但是有高脂血症不代表一定会有冠心病，另外 50% 有睑黄瘤的人并没有血脂异常。所以，睑黄瘤和冠心病之间没有直接的关系。

心肌桥不是"桥"，是病，得治

心肌桥的全称是冠状动脉心肌桥。一般冠状动脉是在心脏的表面上，被一层薄薄的脂肪和肌肉覆盖，就像是行走在墙壁内的水管管道一样。但是，如果覆盖冠状动脉的肌肉特别厚，就会压迫冠状动脉，导致冠状动脉被压瘪从而发生狭窄，造成心肌缺血，发生心绞痛。一般的心肌桥如果症状不严重，不用特殊治疗；但如果压迫程度比较严重，出现严重症状，就需要治疗了。

心肌桥怎么治疗？一般首先采取药物治疗，比如口服美托洛尔、比索洛尔等降心率的药物，是很有效的。但是，不能服用硝酸酯类的药物，比如硝酸甘油、异乐定等扩张冠状动脉的药物，因为扩张冠状动脉反而会加重心肌桥对冠状动脉的压迫，起不到什么效果，所以不能用。

如果药物治疗效果不理想，就要手术治疗了。但是，不能采取介入手术治疗，不能放支架，因为放支架会造成支架折断或者支架内血栓形成、放支架后狭窄这些问题。

治疗心肌桥最有效手段之一就是做冠状动脉搭桥术。原理很简单，取一根自己的正常血管，两头一接，把狭窄的地方绕过去就可以了，这样血流就完全不受狭窄的影响，这种手术是血运重建手术，目的是改善心肌供血，使缺血的心肌不再缺血，患者也就不会因此而犯心绞痛了，生活质量也会得到明显的改善。

动脉导管未闭要不要做手术

经常有宝爸宝妈们私信问我，如果孩子出生之后发现了动脉导管未闭，这种先天性心脏病到底应不应该做手术？什么时候做手术更好？

动脉导管未闭，简单来讲就是红色的主动脉和蓝色的肺动脉之间有一个先天存在的管道没有在 1 岁之前闭合。

动脉导管未闭有一定概率可以自然闭合，所以说，如果您家孩子没有得过肺炎，或者得过肺炎但不是不可控制的肺炎，那么建议您在孩子一岁半的时候做心脏彩超，看一看动脉导管未闭有没有闭合。如果没有闭合，那么不管动脉导管多大多粗，都要进行微创的介入手术去封堵。等治疗结束以后，他就和正常的孩子没有区别了，也不会影响以后的成长发育。

换心手术：被幸运之神眷顾的人

每 100 个需要移植心脏的患者，大概只有 1 个能等到心脏。

很多人不知道心脏取出来之后，必须在 6 小时之内完成移植，时间非常紧张。此外，能不能成功移植也是个大问题。一般来讲，需要换心脏的人基本上已经被死神拉进"黑名单"了。

我之前接诊过一位患者，很年轻，才 20 岁，但是她得了罕见的心脏肿瘤疾病，也就是一颗肿瘤出现在心脏上。这种手术的风险非常大，在心脏内切除一个肿瘤完成的可能性几乎为零。当地医院治不了，她几经辗转来到我们医院。后来经过详细的检查，我们发现肿瘤没有向远处转移的迹象，也就意味着她还有一线希望，但想要救她的命，只有一条路可以走，那就是通过心脏移植把整个心脏都换掉。

恰巧在这个时候，另一家医院的一个脑死亡患者经过家属的再三思量，决定捐献遗体。得知这个消息之后，我们第一时间对这位年轻患者的家属说明了情况。这颗心脏来自一位 60 岁的患者，似乎 60 岁和 20 岁不那么匹配，但是这颗心脏确实很难得，一旦错过，下颗心脏就不知道什么时候出现了，而且这位年轻的患者很有可能在等待期间，生命走到终点。

她的家属态度很坚决，想做移植手术，但是患者犹豫不决，她怕给家里增添负担，因为即使有了心脏，做移植也需要一大笔费用。她想，家里能承受得住吗？想来想去，最后她决定抛硬币。如果是正面，她就做；如果是反面，那就等待死亡。说来也怪，她一连抛了三次，全都是正面，或许这也是上天的意思吧。

最后，患者以及患者的父母、哥哥决定放手一搏，立马签了字。一切准备妥当之后，我的两名同事去了当地医院，将这颗捐献的心脏取出，然后加急往回赶。一分钟也不敢耽误，因为移植手术是有时间限制的，错过了或许就真的没有希望了。同时，这边的患者已经上手术台开始手术，在等待即将到来的心脏。

这个时候是晚上九点，心脏距离手术室还有 10 公里，家属在手术室门外焦急地等待，医生在手术室把准备工作都做完后，已经是晚上十点了。主刀医生很着急，打电话问心脏到哪儿啦，对面接电话说还有 15 分钟到。

这时，主刀医生开始为患者放血、摘除心脏，等把旧的心脏摘下来后，同时要移植的新的心脏也到达了医院，于是移植手术正式开始。或许这颗心脏在很多人看来非常可怕，但在医生眼里，它是这位患者的救命法宝。

这种移植手术非常困难，时间一分一秒地过去，整整 4 小时，心脏才被移植到患者身上。但是医生们仍然不敢放松，紧盯着这颗新的心脏，直到它开始在患者体内跳动——预示着这个手术成功了，所有人才放下心来。

后来患者醒了，家人不能探视，母亲只能隔窗相望，以泪洗面。此时，患者的哥哥已经外出，当时他要干一件非常重要的事儿——帮助妹妹筹钱。心脏移植加上后续的免疫抑制剂的费用是一笔不小的数目，哥哥一个人把这一切都扛了下来，他

　　　　　　　每个家庭都需要的健康呵护指南

不想让妹妹知道，觉得她知道后可能会影响情绪和病情。

女孩顺利出院了，之后来医院复查时的状态还不错，术前连上二楼都费劲的她，现在已经可以爬山了。

其实，并不是所有的心脏恶性肿瘤患者都能像这个姑娘一样幸运，很多人发现得了肿瘤时就已经转移到脑或者身体其他部位了，根本没得治。借此故事，我想说，我们有什么理由无视自己的健康？为什么要熬夜、抽烟喝酒、胡吃海喝，不注重健康呢？还有什么理由去"虐待"自己身上的每一个组织和细胞呢？

做了换心手术后，性格会发生变化吗

我出门诊的时候，有位心脏移植术后的患者来复查。她说她的性格确实发生了变化，她术前不太爱说话，很内向，手术以后，她变得非常开朗健谈，而且她的爱好也变多了。后来，她经过多方途径了解到，给她捐献心脏的人生前是极限运动爱好者。那么，是不是每位患者在心脏移植术后都会发生性格变化呢？

作为心外科医生，我可以负责任地告诉大家，并不是。心脏移植手术开展 40 年来，据统计，每 10 位患者可能只有 1 位会发生性格变化。至于患者为什么会发生性格上的变化，医学界没有定论，也许有以下几种可能：

第一，有些学者认为心脏有思考和记忆的功能，可以传递捐献者的一些个人信息，就像 DNA 一样。但是这种说法争议很大。

第二，心理暗示。比如，我跟患者说捐献者是个年轻人，这可能会让患者产生一种心理暗示，潜移默化地改变她的行为。

第三，心脏移植术后，需要服用大量的免疫抑制剂，这些药物对神经系统会有副作用，也许在一定程度上可以改变性格。

第四，心脏不但是泵血的器官，还是内分泌器官，可以分泌一些化学分子。经研究发现，心脏可能会分泌一些肽类激素，这些激素可以传递一些捐献者的信息，比如生活习惯、饮食习惯，还有性格与梦境等。

心脏做手术后到底能不能做核磁检查

根据《磁共振成像安全管理中国专家共识》的说法，有心脏支架或者外周血管支架的患者是可以安全地做核磁检查的，因为这些支架都是镍钛合金或者钛合金材质的，在磁场当中不受力，也就是说没有磁性，所以也就不会发生位移热效应。但2007 年以前生产的心脏支架可能存在弱磁性，所以为了谨慎起见，可以在安装支架 6 周以后做核磁检查。

每个家庭都需要的健康呵护指南

心脏的大血管，也就是主动脉的支架，这类支架比较大、比较长，大部分的核磁是安全的，也有少部分是有条件的。除此之外，还有各种心脏瓣膜，比如主动脉瓣、二尖瓣、三尖瓣等人工机械瓣，或者是瓣环，大部分做核磁检查也都是安全的。各种指南指出可以做 3.0 T 的核磁，当然可能有一部分人工机械瓣膜生产时间比较早，由于技术限制还无法做 3.0 T 的核磁，具体情况还是要参照所换人工瓣膜的说明书。

　　现在各大医院没人敢给心脏瓣膜置换术后的患者去做 3.0 T 的核磁检查，但是大家去做 1.5 T 的核磁检查肯定没有问题。

　　对于安装了心脏起搏器的患者，不能做核磁检查，因为核磁的磁场会对心脏起搏器造成破坏，导致它失灵或者损坏。

了解血管血脂

血脂相关指标的含义

首先是甘油三酯，它的正常值是在 0 ～ 1.7 mmol/L。很多人对甘油三酯存在误解，认为甘油三酯高会增加患心脑血管疾病的风险。其实并不完全是我们想的那样，甘油三酯高确实会增加心脑血管病的风险，但这并不是它主要的危害。甘油三酯高主要的危害是会导致急性胰腺炎的患病风险增加。

其次是高密度脂蛋白胆固醇，正常值是在 1.04 ～ 1.55 mmol/L，值正常或高一点是比较好的。这种胆固醇是分解低密度脂蛋白的，属于比较有益处的胆固醇。

最后是低密度脂蛋白胆固醇。根据不同人群的划分，低

密度脂蛋白胆固醇的要求也不一样，正常人群要求 1.27 ～
3.12 mmol/L，高危人群要求小于 2.6 mmol/L，极高危人群要求
小于 1.8 mmol/L（最新国外指南提出极高危人群低密度脂蛋白
胆固醇最好小于 1.4 mmol/L，但国内专家共识根据我国基本现
状并没有采纳）。它与动脉粥样硬化和心脑血管疾病密切相关，
如果数值高，代表你患心脑血管疾病的风险可能会高一些。

高危人群一般是指颈动脉有斑块、冠状动脉有斑块的患
者，而极高危人群是指已经确诊冠心病、脑梗或者三级高血压
的患者。

有关血脂的五个谣言

谣言一：一胖就会高血脂。血脂与身材无关，一般与饮食
习惯、生活习惯的关系比较大，况且每个人的习惯不同，患病
的风险也不一样。肥胖的人如果只是皮下脂肪堆积，但是没有
其他疾病的话，血脂不一定会高。而瘦的人也可能因为受到遗
传、环境、疾病的影响而发生高血脂。

谣言二：血液黏稠就是高血脂。很多人做完一项叫作血液
流变学的检查，发现血液黏稠度高，就觉得自己得了高血脂，
其实并不是这样。血液黏稠度指的是血液中的有形成分增加，
血流速度减慢，它的影响因素有很多，比如血小板增多、血浆
蛋白增多、血糖高、血脂高等。所以，高血脂只是其中的一个

原因，并不能把它们画上等号。

谣言三：血脂降下来就可以停药。降脂治疗是需要长期进行的，当你的血脂降至正常范围时，还要根据不同的危险程度来划分为低危、中危和高危，不同危险程度的降脂目标是不一样的，高危患者需要降到更低。

谣言四：吃素就能降血脂。素食可以在一定程度上改善血脂异常，但是如果你每天只吃素食，就会进入饮食不均衡的饮食误区，影响身体的代谢，反而不好。降血脂不一定非得靠不吃含脂肪的食物，你可以多吃一些含不饱和脂肪酸的食物，这些食物是有利于降血脂的，比如坚果类和鱼类食物。

谣言五：高血脂不能吃鸡蛋。一个鸡蛋的胆固醇大约200毫克，高血脂的人每天摄入胆固醇的量不超过300毫克就可以了，所以当然可以吃鸡蛋。

高血脂只靠调整饮食就可以降下来吗

"高血脂是吃出来的，想要控制血脂，只要调整饮食就能降下来"，这种说法对吗？其实只对了一半。高血脂确实和饮食有着密切关系，但并不完全是吃出来的，所以自然有一部分人靠调整饮食降不下去。

因为血脂主要分为胆固醇和甘油三酯，这两项血脂升高的原因是不同的。甘油三酯升高确实更多的是饮食不健康引起的，比如吃的食物太肥、太油，经常喝酒。但是胆固醇的升高只和饮食有一部分关系，剩下的主要和体内的代谢有关。换句话说，胆固醇跟遗传基因的关系比较大，有的人即使不吃油腻食物、动物内脏等升高胆固醇的食物，胆固醇也会升高。

所以对于高血脂人群来说，健康饮食是控制血脂的基础，但不能仅仅靠调整饮食，有些患者必须靠药物来降血脂。

血管真的可以被软化吗

软化血管本身就是个伪命题，血管不能够被软化，只能通过改变不良的生活习惯、饮食习惯，合理的运动来延缓动脉硬化的进程，所有宣称可以软化血管，让血管变年轻的偏方、食物，甚至保健品，都是在收智商税。

先来辟谣"喝醋能软化血管"。人体自身是一个很强大的缓冲体系，醋喝下去后会被代谢成二氧化碳和水，醋本身不可能直接到达血管里，体内的环境也不会轻易地受到来自食物的酸碱体系的影响，因此不可能通过喝醋的方法软化血管。不仅如此，如果你直接喝大量的醋，醋的酸度太大，还会损伤胃黏膜，甚至灼伤食道。

再者，有人说"红酒中含有白藜芦醇，它的抗氧化等作用可以帮助软化血管，所以喝红酒可以软化血管"，其实这是个彻头彻尾的骗局、谣言。白藜芦醇是一种抗氧化剂，葡萄、蓝莓等很多食物中都含有这种成分，而且关于红酒中白藜芦醇的作用所发表的一些文章涉嫌数据造假。酒就是酒，并不能养生。而且酒中的酒精是一类致癌物，喝酒可以使患癌症风险大大增加。

此外，深海鱼油能软化血管的说法也不可信。我们一般能够买到的鱼油产品属于保健食品，只不过是不饱和脂肪酸的含量丰富一些，并不能直接作用于血管。鱼油产品对我们的身体确实有好处，但是说它能软化血管有点牵强，而且市面上的鱼油质量参差不齐，不建议大家随意购买食用。

动脉硬化就像人皮肤上的皱纹，是岁月打下的烙印，只能延缓不能逆转。每个人的血管都可能会发生动脉粥样硬化，都可能会出现斑块，就像人的生老病死，是不可抗拒的自然规律。我们能做的就是通过一些良好的习惯，比如控制血脂、血压、血糖，健康饮食，增加运动量等，来延缓血管的老化和硬化。

这些关于血管的知识不可信

1. 喝酒活血化瘀——事实是，喝酒对身体健康没有任何的好处。

2. 定期输液能够疏通血管——事实是，乱输液反而危害更大。

3. 血管里有垃圾需要清理——事实上，我们的血管里不存在垃圾，有的只是正常的代谢产物。

4.按摩穴位能够抢救心肌梗死——真相是，这样做只会耽误抢救心梗的黄金时间。

5.吃药能够替代支架和搭桥——目前来讲，心脏支架和冠状动脉搭桥手术是最有效的办法。

6.拍打前臂、动动脚踝就能预防血栓——没有这么简单的事儿。血栓是存在于我们的动、静脉里，深埋在皮肤肌肉之下，你拍两下是起不到任何作用的。即使真的有血栓，也要靠正规的药物或者治疗手段来溶解或者取出。

7.没有不舒服的症状，就代表没有心血管疾病——其实，有些冠心病非常隐匿，平时没症状，一旦发作就是猝死。

如何降低心脑血管疾病发生率

喝茶可以降低心血管疾病的发生率吗

调查显示，喝茶可以降低心血管疾病的发生率。2020年的《中国健康生活方式预防心血管代谢疾病指南》中指出，经常喝茶有助于预防心血管疾病，有可能会降低心肌梗死或者脑卒中的发生率。其实有关喝茶预防心血管疾病的研究在国内外有很多，中国动脉粥样硬化性心血管疾病风险预测（China-PAR）研究也表明，习惯饮茶的人（每周≥3次，每月茶叶消耗量≥50克）心血管疾病发病风险和死亡风险更低，尤其是多年长期保持饮茶习惯有助于预防心血管疾病。中国慢性病前瞻性研究项目（CKB项目）研究发现饮茶（主要是绿茶）能够降低缺血性心脏病、脑卒中发病风险。来自澳大利亚的 Peter M. Kistler 团队在基础人群研究中发现，喝茶较多，特别是喝绿茶对预防心血管疾病有益处。

但是，在这里我要提醒两点：第一，喝茶不能太浓，否则会影响睡眠质量；第二，不能过于依靠喝茶来预防心血管疾病，更不能用它来治疗疾病。大家平时还是应该保持良好的生活习惯和饮食习惯，才能做到真正的预防。

花生对心脑血管有益还是有害

经常吃花生，对心脑血管是保护还是伤害？花生里的不饱和脂肪酸含量很高，不饱和脂肪酸对血管是有益处的。《中国居民膳食指南（2022）》建议，成年人每天摄入坚果类食物 10 克为宜，相当于一小把（15 ～ 20 克）花生米的量。但是花生米终究是高油脂的食物，吃多了肯定会对体内的血脂有影响，使血管受伤害，所以，吃花生米的量很关键。另外，花生米最好不要用油炸，可以煮着吃。再健康的食物，碰上油或者不注意控制量就不健康了。

红酒能预防心脑血管疾病吗

"每天一杯红酒，远离心脑血管疾病"的说法源于一些研究数据，有些科学家在动物实验和体外实验里发现，红酒里有一种叫白藜芦醇的有效成分，它具有抗氧化的功能，对预防心脑血管疾病有帮助。

但其实有关这个结论的一些研究文献已被证实有学术造假行为。目前还没有大样本的人群数据支持人类每天喝多少红酒，摄取多少白藜芦醇才能够对心脑血管疾病有帮助。如果我们把动物实验的结论直接用到人体，意味着想要对心脑血管有益，白藜芦醇每天的摄取量要达到1000多毫克。也就是说，你要每天喝200瓶以上的红酒，这显然不太靠谱。

很多人认为睡前喝点红酒能够助眠，其实这也是骗人的。用饮酒的方式解决睡眠问题本身就是错的。酒精进入人体后，先会引起中枢神经兴奋，随着酒精浓度的升高，又会使中枢神经受到抑制，产生困意，昏昏欲睡。

很多人认为这就达到了助眠的效果，事实上这是中枢神经受损害的一种表现，它破坏了神经系统兴奋与抑制的平衡。酒精的"催眠"效果消失后，身体就会出现心跳加快、呼吸急促等交感神经兴奋的症状，这时人们反而容易被惊醒、失眠，这也解释了为什么很多人喝酒后半夜会醒来。

任何度数、酒量的饮酒，不仅不能够防癌，反而会致癌。世界卫生组织早就把酒精纳入一级致癌物，所以并没有"适量饮酒有益健康"一说。最安全的饮酒量，是零。

踝泵运动能预防心脑血管血栓吗

什么是踝泵运动？一般长期卧床的患者，或者是外科术后需要下肢制动的患者才需要做踝泵运动，这些患者需要躺在床上不断地勾脚尖、压脚尖，如此反复，能够挤压静脉的血液尽快回流到心脏，促进血液循环。

踝泵运动能预防的是下肢深静脉的血栓，下肢深静脉血栓属于静脉系统，最多只能造成肺栓塞，心脑血管血栓是属于动脉系统的，这完全是两个不同的系统。所以，下肢深静脉的血栓在正常情况下到达不了动脉系统。

大家一定要擦亮眼睛，千万不要被误导，正常活动的人根本不用做这种踝泵运动，这种踝泵运动也不能预防心脑血管的血栓。

合理用药

心绞痛服药小窍门

我们经常在影视剧里看到，心脏病发作的人往嘴里塞颗药就会有所好转，但其实并不是只有吞下去才能救命，关键是用药方法做对了，才能救您一条命。以冠心病举例，对于这类患者来说，日常服用的抗血小板药、降脂药、降压药和长效的扩张冠状动脉药物都是吞服的，也就是要直接咽下去吃到肚子里，所以并不能马上起效。但如果一个冠心病患者发作心绞痛，这个时候情况就比较紧急了，药吃到肚子里后还要经过胃肠的吸收，再到冠状动脉起作用，就太慢了。

其实有个更好的方法是舌下含服。我们舌头下边有丰富的舌下静脉，从这里吸收的药物可以很快到达心脏血管，所以如果出现突发的心绞痛，关键时刻就需要舌下给药。

这类药物常用的有硝酸甘油片，还有硝酸甘油气雾剂。当患者突然发作时，直接舌下含 1 片，或者对准舌下喷一下，适合冠心病患者随身常备，能够及时缓解心绞痛。但要记住，冠心病患者一定要定期去医院检查，让医生帮助你制定一个合适的治疗方案。对于心脏，小心总无大错。

如何服用降压药

有人说降压药要定期更换，每年换一次，会对降血压有帮助，这完全是错误的说法。降压药不建议频繁地更换，频繁更换会导致血压波动，对高血压患者不仅无益，反而有害。另外，降压药也不能吃吃停停，这对降血压没有帮助。

还有些朋友说早上起来吃了降压药，结果晚上血压又高了，是不是降压药不管用？并不是，因为很多降压药的种类不一样，有些药片时效性比较短，只有短短几小时，如果是早上起来吃的药，到下午正好就没有作用了。但是像一些控释片或者缓释片维持时间就比较长了，比如硝苯地平控释片，可以持续 24 小时释放药效，即使早上吃完降压药，到晚上发现血压高了，也不代表降压药不管用。

心绞痛发作时要含服速效救心丸吗

有患者问，平时血压偏低，犯病的时候吃不了硝酸甘油片，吃速效救心丸管用吗？

速效救心丸对于缓解心绞痛来说是管用的。

很多人可能理解错了"速效救心"的意思，它真正的意思是起效迅速，缓解快。速效救心丸是中药，硝酸甘油片是西药，这两种药对冠心病、心绞痛都有一定的治疗作用，但是硝酸甘油片可能会有低血压、剧烈头痛等副作用。相对来说，如果是自己在家使用，速效救心丸还是比较安全的。

速效救心丸的主要成分是川芎和冰片，虽然我不是学中医的，但因为学的是心脏专业，所以略知一二。川芎有行气止痛、活血化瘀的功效，冰片具有开窍醒神、辟秽化浊作用，两味药合用，相得益彰，能用于治疗气滞血瘀型的冠心病和心绞痛。换句话说，速效救心丸可以起到一定的扩张冠状动脉、增加冠脉血流量的作用。

冠心病心肌缺血应该吃什么药

冠心病心肌缺血主要是因为冠状动脉狭窄或闭塞而导致的，适用的第一类药物是单硝酸异山梨酯，它的作用是扩张冠状动脉，增加心脏的供血。第二类药物是曲美他嗪，它的作用是增加心脏的能量代谢和心脏对缺血缺氧的耐受能力。第三类药物是 β 受体阻滞剂，也就是常说的倍他乐克，它的作用是减慢心率，减少心脏的耗氧量。第四类药物是阿司匹林、波立维等抗血小板药物。以上这四种药物都非常重要，对于多数冠心病患者来说，这几种药都要坚持服用。

需要长期服用倍他乐克的患者请注意：如果你同时合并有哮喘、慢性支气管炎这类的呼吸系统疾病，在吃倍他乐克的时候，有可能会加重你哮喘、支气管炎的病情。

因为倍他乐克除了有降低心率、保护心脏的作用之外，还会造成气管上的平滑肌痉挛，所以你的喘憋、咳嗽症状有可能会因此而加重。我建议如果有这种情况的患者，可以改用阿替洛尔、氨酰心安这两种药来代替倍他乐克。

冠心病患者一定要手头常备硝酸甘油片，一旦发生心绞痛或者心梗，立即舌下含服硝酸甘油片，关键时刻可以救你一命。如果冠心病患者同时合并有"三高"，那么需要服用相关的药物来控制好冠心病的危险因素，只有正确的治疗才能换来长久的平安。

抗凝药华法林的正确服用方式

心脏手术后，很多患者都需要终身服用华法林这种抗凝药，它是最传统且非常有效的一种抗凝药，但是，我觉得大部分人对凝血功能 INR 值的控制都特别差，数值忽高忽低。凝血功能中有一个非常重要的指标叫 INR 值，是指国际标准化比值。如果这个值很高，你的出血风险会极大地增加；如果低了，起不到抗凝的作用，而且值一定要在同一家医院去监测，这样才有参考意义。

其中有个容易被大家忽略的小细节，是咱们平时吃饭的时候，有些食物会减弱华法林的作用，比如大部分的绿叶蔬菜以及紫甘蓝、胡萝卜、蛋黄、猪肝、绿茶等，不是说这些东西不可以吃，而是尽量要少吃一些，不要吃太多、频繁吃。

而且每天的摄入量要维持恒定的水平，不要突然有一天吃好多，这肯定是不行的。如果您一顿饭半盘花生米拌菠菜，炒盘手撕包菜，再焖个胡萝卜炖羊肉，最后炒个熘肝尖，这一顿饭下来，今天的这顿华法林就算白吃了。还有很多朋友喜欢喝绿茶，而且是浓茶，这也是不可取的。

华法林的副作用也非常明显，主要是出血，轻者可有牙龈出血、鼻出血或者是皮肤瘀斑，重者可能会脑出血，脑出血的后果就非常严重了。

那么，如何安全有效地服用华法林？最重要的是一定要定期监测凝血功能。很多患者都不愿意去监测凝血功能，觉得老往医院跑特别麻烦，这是非常不对的。

关于服用时间也要注意，华法林一定要晚上服用，并且每天固定时间点去服用，下面这张表格是不同的患者服用华法林

INR 数值要求的范围，大家一定要记住（这里仅以我国低出血风险人群举例，参考资料来自《心脏瓣膜外科抗凝治疗中国专家共识 2022》与《华法林抗凝治疗中国专家共识 2013》）。

低出血风险人群使用华法林抗凝治疗目标 INR 值

疾病名称	目标 INR
主动脉瓣置换术后	1.8 ～ 2.5
二尖瓣置换术后	1.8 ～ 2.5
三尖瓣置换术后	2.0 ～ 3.0
非瓣膜性房颤	2.0 ～ 3.0
肺栓塞	2.0 ～ 3.0
二尖瓣成形术后	1.5 ～ 2.5

此表格仅为举例说明，不作为用药指导。因为华法林服用方法较为复杂，很多患者不是表格中的单一情况，常常合并其他出血或者栓塞风险，华法林用量及 INR 目标数值请咨询主管医生。

硝酸甘油用好救命，用不好要命

如何正确服用硝酸甘油？有哪些要注意的呢？
第一，一定要舌下含服，口服是没有用的。

第二，当你发生心绞痛时，舌下含服第一片硝酸甘油片。如果五分钟之内不缓解，含服第二片。如果再过五分钟还是不缓解，含服第三片。如果这三片硝酸甘油片都不能缓解心绞痛，一定要立即就医。

第三，含服硝酸甘油片的时候最好能坐着或者半躺着，因为这样能扩张我们的外周静脉，使回心血量增加，延长心绞痛发作时间。反之，则导致回心血量减少，可能会出现脑供血不足。如果是站着服用，特别容易发生体位性低血压，可能会昏倒，摔伤。

第四，硝酸甘油有一定的降压作用。低血压的人要注意，当你发生心绞痛时，不要用硝酸甘油，要用速效救心丸来代替。

第五，肥厚梗阻性心肌病的患者发生心绞痛时，严禁服用硝酸甘油，它不会救你命，反而会害你命。

第六，硝酸甘油也是有保质期的，要定期更换。怎么证明它有效呢？舌下含服的时候有辛辣感、灼烧感，有一点点头痛，就证明它是有效的。

阿司匹林到底怎样服用

有很多人都在服用阿司匹林，它可以解热镇痛、抗炎、抗血小板。但是服用阿司匹林需要注意以下几点：

第一，阿司匹林一定要空腹吃。阿司匹林是肠溶制剂，在肠道中溶解，空腹吃的话可以很快通过胃到达肠道。如果您吃了东西再吃阿司匹林，它在胃内的停留时间会延长，对胃产生刺激，损伤胃黏膜。

第二，阿司匹林是有副作用的，主要副作用是胃出血、胃溃疡。如果您同时有胃溃疡或者是有胃炎，又不得不吃阿司匹林，可以口服奥美拉唑、雷贝拉唑这种抑制胃酸分泌的药物，保护胃黏膜。

第三，阿司匹林一定要坚持服用，不要三天打鱼，两天晒网。阿司匹林不是即刻起效的药，要 5 ～ 7 天才能达到血药浓度高峰，所以一定要坚持吃。

有人问，三七粉到底能不能代替阿司匹林？三七粉在理论上讲可能有一定的抗血小板作用，但是它绝对代替不了阿司匹林。相比于阿司匹林，三七粉起效慢、作用弱，而且没有大量的临床经验，也没有循证医学的支持。阿司匹林是用了好几十年的老药，怎么可能轻易被取代？大家不要听那些人夸大三七粉作用的说法，都是蒙你的，真吃出事儿来没人替自己受罪。

复方丹参片可以长期吃吗

复方丹参片在临床上可以作为冠心病、心绞痛标准化治疗基础之上的长期联合用药，也适用于不能耐受硝酸异山梨酯或者硝酸酯类的冠心病患者。但是要记住，口服复方丹参片起效比较慢，不能用于冠心病和心绞痛的急救。

虽然复方丹参片是一种中成药，但并非像大家想象中那样没有不良反应，它的不良反应包括恶心、呕吐、腹胀、腹痛、腹泻等腹部不适，以及瘙痒、皮疹、头痛、头晕、胸闷、心悸、乏力、口干等。

复方丹参片可以减轻心绞痛的症状，但长期服用能否预防心肌梗死或者一些其他的心血管疾病，目前还不得而知。因为它缺乏人体临床试验来证实，所以长期服用可能会增加不良反应的风险。在此提醒各位患者，这种药还需在医生指导下服用。

有些水果不能与药物同服

有这样一则新闻，说一个 58 岁的男子连吃 7 天柚子，又吃了他汀类的降脂药，结果出现了四肢酸痛、手足无力的症状，发生了肌溶解。其实普通柚子并没有那么大的威力，他吃的应该是西柚。西柚里面含有很多呋喃香豆素，这种物质可以抑制肝脏对药物的代谢，增加血液浓度，从而加大药物的副作用和不良反应。

除了西柚之外，还有一些水果与降压药、降脂药、抗焦虑药同服的话，会增大药物的副作用，比如沙田柚、红心柚、石榴、杨桃等，这几种水果里面也含有呋喃香豆素，不过量很少，所以可以少量吃。至于橙子和橘子，里面呋喃香豆素的含量更少，可以适量吃。

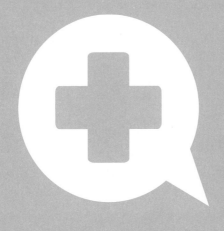

Part **2**

人人都该懂的
医学常识

小毛病更要谨慎

为什么感冒好了却还在咳嗽

如果你感冒都好了，却仍然咳嗽很长时间，不要不在意，更不要认为扛一扛就好了，其实并不是这样的。当气温变化快，温差大，人体免疫力下降的时候，就容易感冒。感冒之后，有的人咳嗽反反复复，甚至持续时间长达数周，去医院做了各种影像学检查和肺功能检查，结果也都正常，找不出来其他原因。

其实这种咳嗽叫感染后咳嗽，主要是由于感染损伤了呼吸道黏膜，导致呼吸道反应性增高而引起的。主要的处理措施是什么呢？西医一般会用一些中枢性或者外周性的镇咳药来止咳；中医有相对应的药物，比如苏黄止咳胶囊，能够松弛支气管平滑肌、镇咳、抗过敏等。在此想提醒一下大家，感冒好了还继续咳嗽别拖着，该治还是要治。

鼻塞、不通气很难受如何缓解

鼻子不通气儿，可以试试这三个动作：

动作一：侧躺在床上，然后将堵住的这一侧鼻孔朝上，抬头，视线越过自己的身体，看自己双脚的位置，维持 20 秒左右。原理很简单，侧躺之后，堵塞的这个鼻孔里面的分泌物会流到另一侧。因此，鼻孔压力就会减轻，抬头的动作也通过拉伸，使这个鼻腔稍微变大，从而缓解鼻塞。

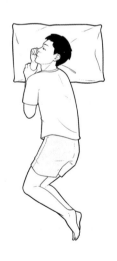

动作二：首先，双手要背后十指交叉撑开，并向上抬起，双肩打开，挺胸，伸直手臂，然后尽可能地向上抬，坚持20秒左右，连续拉伸三组。这个动作通气的原理就是通过拉伸手指、手臂、胸部的筋膜，刺激交感神经，从而减少鼻孔里的血管充血，缓解鼻塞。

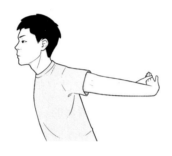

动作三：第一步，先用你的右手大拇指顶住左侧脸颊上的颧骨下方5毫米的位置，然后左手向外横拉你耳朵的下半部分，坚持10秒，对侧也是同理，这时候你就会感觉舒服多了。第二步，捏住自己的鼻子，深吸一口气，并且边吸气边向后仰头，然后尽可能地屏住呼吸。当你快坚持不住的时候，松开，把气全部呼出，顿时你就会觉得豁然开朗。我们有四对鼻窦，分别是额窦、筛窦、蝶窦和上颌窦，这些都是空的，相当于一个小盒子。其实这个动作的原理就是通过挤压牵拉的方法，先打开上颌窦，再通过关闭鼻腔憋气，刺激大脑发出信号，打开颌窦和耳咽管，然后你的鼻子就通气了。

每个家庭都需要的健康呵护指南

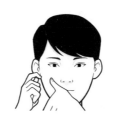

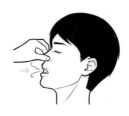

如何快速缓解口腔溃疡

有一种难以言说的痛叫口腔溃疡，很多人靠补充维生素 C 来缓解，但效果不大。首先，我要澄清一个事实，口腔溃疡与上火没什么关系。虽然很多人去服用牛黄解毒丸、黄连上清丸，结果也是巧，真的愈合了。但是，我想告诉你的是，口腔溃疡过一段时间自己也会好，并不是因为你吃的药。口腔溃疡也不是因为缺乏维生素 C 或维生素 B_{12} 导致的。

那么，口腔溃疡到底是怎么回事儿呢？其原因暂时还不明确，目前比较主流的观点是因为人体的免疫力紊乱，致使口腔黏膜变得容易发生损伤，再加上精神压力大，饮食不规律，或者口腔黏膜本身被划伤等，就可能会引起口腔溃疡。事实上，大约 80% 的口腔溃疡在出现 5 天之后，都会开始愈合，在 7 ～ 14 天可以完全自愈。

但是在这期间，如果实在疼得受不了，一般医生会用以下几种药：

1. 溃疡喷剂。这类喷剂更适合多点、弥散性的口腔溃疡。

2. 口腔含片。比如，西地碘含片，适用于溃疡面积比较大的患者；对复发性、疱疹性口腔溃疡效果较好。

3. 口腔贴片。如丁硼口腔膏、醋酸地塞米松口腔贴片等，对于单个、小面积、少量的口腔溃疡有明显效果，可起到比较好的包裹作用，在溃疡表面形成一层保护膜，阻断其他物质对创面的刺激。一般来说，1 天 3 次，饭前用可减少痛感，方便进食。

4. 漱口水。一些含有抑菌和修复口腔黏膜成分的漱口水对于缓解口腔溃疡也有意想不到的作用，比如含有低浓度过氧化氢的漱口水。

5. 散剂类。如冰硼散、口腔溃疡散等，作用是消肿止痛，清热敛疮。1 天服用 1 ～ 2 次。

因为每个人的情况都是不一样的，为了更好、更快地解决问题，建议大家可以根据自身的具体情况，在医生的指导下选择适合自己的方法。

每个家庭都需要的健康呵护指南

得了输尿管结石，比生孩子还要痛

有一种病可能要比生孩子还疼，而且这个病在医生中高发。我有个医生同事在周末打完一场篮球之后，腹痛难忍，恨不得躺地上打滚，还没到医院急诊，在路上自己就给自己下诊断了——肾结石掉到输尿管，造成输尿管结石了。结果到了医院检查后，果不其然。双侧输尿管结石如果任由其发展，可能会导致急性肾衰竭。

为什么医生得肾结石的多？其中一个原因就是太忙，平时喝水太少。炎热的夏季是泌尿系统结石的高发季节，夏天热，出汗多，尿液容易浓缩，再加上喝水量不够，就容易形成结石。对于肾结石的患者，一定要多喝水。

大量饮水甚至能够帮助小结石排出，我们普通人群也要保证每天 1500 ～ 1700 毫升的饮水量。如果体内水分的消耗比平时多，也要注意适当增加饮水量。

便秘、痔疮是因为姿势不对吗

以色列的一个医生做过一个实验，让实验对象保持不同的姿势上厕所，一种是非常普遍的坐便式，另一种是蹲便式。实验结果非常明朗，蹲便式如厕的实验对象平均耗时 50 秒，而且他们一致认为过程很舒爽。相比之下，坐便式如厕时间平均耗时130秒，而且似乎还有一些意犹未尽。

为什么会出现这样的结果呢？因为人体的肠道闭合机制不是为了坐着上厕所而设计的。在坐姿状态下，肠道无法完全打开"出舱口"。从原始时期开始，人类就是蹲着上厕所的，这也是最自然的排便姿势。我们每天坐在马桶上用一个对肠道来说特别别扭的姿势把便排出去，有可能会连带着把便秘、痔疮、憩室等毛病也都挤出来。

对于年轻人来说，很多人发病是因为肠道受到的压力过大。而中老年人在马桶上如厕的时候，如果经常用力过猛，那么出现心脑血管意外的风险也会大大增加。坐便式的马桶就不适用了吗？其实坐在马桶上，我们也可以达到蹲坑的顺畅排便效果，只要往脚下垫个小板凳，上半身微微前倾，找好角度就行。

痔疮该怎么办呢？痔疮也分轻重。根据痔疮的位置、大小等因素，可以分为轻度、中度、重度等。轻的话，你可以选择保守治疗。日常要注意的是，上厕所时间不能过长，最好5分钟以内解决，不要坐马桶上玩手机，合理的上厕所时间是越快越好。有些医生可能会建议上完厕所后要温水坐浴，但是坐浴时间不要太长，5分钟即可。还可以用一些相关的药物对症治疗。但是如果病情非常重，影响到日常工作生活了，那么建议手术切除。

另外，多吃香蕉不一定可以通便。真正能够通便的是膳食纤维，它通过刺激胃肠蠕动达到润肠通便的效果。香蕉里的膳食纤维少得可怜，只有 1.2 克，也就是说，你得吃 20 根香蕉才能看到效果。而且未成熟的香蕉里含有鞣酸，它可以减少胃肠液分泌并抑制其蠕动，不但无法帮助你通便，反而可能会引起便秘。其实真正治疗便秘的方法是多吃豌豆、菠菜这类富含膳食纤维的蔬菜，多喝水，多运动，不喝酒。

开塞露不能这么用

之前在某社交平台上，看到居然有人用开塞露来护肤，宣称 1 块钱承包你的全脸甚至全身，真有这么神奇吗？其实，开塞露一般分两种：一种主要成分是甘油加蒸馏水，这在化妆品中非常常见；另外一种是甘露醇加蒸馏水。

甘油具备一定的保湿效果，是不错的护肤成分，而开塞露中的甘油浓度高达 52.8% ～ 58.3%，比化妆品中的 10% ～ 30% 含量高了不少，但是抛开剂量谈效果都是耍无赖，高浓度的甘油会吸收皮肤当中的水分，根本起不到保湿的效果。然而，在众多的美妆博主和营销号的吹捧下，不管开塞露的成分是什么，都拥有了可以美白、收缩毛孔、去角质、去痘甚至抗衰老等用途，好像能解决所有皮肤问题。

其实开塞露的护肤原理很简单，就是保湿作用。从理论上讲可以按比例稀释用来皮肤保湿，但这只是理论上，我想一般人应该不会这么用，也不建议这么用。

感觉乏力没劲，可能是低钾

为什么有的人总是感觉乏力没劲？如果身体没有其他疾病的话，有可能是低钾造成的。我实习的时候就见过这样一个病例，一个老太太总是感觉乏力没劲，半年后查出来是因为长期服用复方甘草片导致出现低钾血症。

缺钾很常见的表现就是乏力。钾的正常范围在 3.5 ～ 5.5 mmol/L，大家不要轻视低钾血症，严重的低钾血症（血钾低于 2.0 mmol/L）可能会造成重症肌无力、呼吸肌麻痹、呼吸困难、恶性心律失常等。当然，健康的人很难发生这么严重的低钾血症。当你发现特别乏力的时候，别慌，抽个血看看。

一碰就青的易发瘀斑、手脚冰凉

其实，对于大部分人来讲，一碰就青并不是一种疾病，这叫易发瘀斑，平时可以多补充维生素 C 和维生素 K。但如果瘀斑范围很大，很难吸收，又经常牙龈出血、流鼻血或者月经量增多，就要到医院的血液科查一下血常规、外周血涂片和凝血功能，排除一下是不是血液系统的疾病。

手脚冰凉主要是由于血液优先供应内脏和躯干，手和脚离心脏比较远，皮肤对于外界温度过于敏感，当外界环境温度比较低时，手脚就容易冰凉。平时可以多做运动，注意保暖。

每个家庭都需要的健康呵护指南

小毛病不注意，小心酿大病

你是不是曾经也说过这样的话："我这小毛病不用去医院，过两天自己就好了。"如果是，那么证明你的运气不算太差，因为运气差的那些人都经历过惨痛的教训。以下这些小毛病千万不要掉以轻心。

第一，崴脚。之前有位患者崴脚后没当回事，在家躺了三天，结果第四天突然感觉胸闷难受，去医院一看，确诊肺栓塞，需要立即住院治疗。谁能想到脚崴了，肺也跟着栓塞呢？崴了脚后如果有青紫、红肿、疼痛，证明你的组织有损伤，毛细血管有出血，你的身体就会启动一种自我保护模式，增强血液的凝血机制，帮你修复。但是，这个时候如果你一直卧床不动，凝结的血液可能会沉积下来变成静脉血栓，某天血栓可能会脱落，随着血液循环进入肺循环，不巧正好堵住了肺动脉，就变成了危险的肺栓塞。

所以崴脚后在家休息时，不要一动不动，轻微的活动还是非常有必要的。当你发现胀痛从脚踝突然延伸到小腿，并且脚尖还有麻的感觉，那就要警惕了，应及时去就医。

第二，智齿发炎。智齿拔还是不拔，这是个问题。有位患者智齿反复发炎，每次都是吃药硬扛，反复多次之后导致严重感染，这就是拖出来的病。我们的智齿一般都长得歪七扭八，智齿与牙龈之间有可能会形成一个盲袋，食物的残渣掉进这个角落里清理不出来，细菌就会在里面疯狂地滋生，长此以往，智齿就有可能会发炎疼痛。

如果不去拔智齿，炎症有可能会越来越厉害，等到了特别严重的时候，就会发生颌面部间隙感染，脸颊就会红肿热痛，少部分很严重的人会直接化脓、漏洞。所以，长歪了的智齿该拔就得拔。

第三，低温烫伤。女生天冷的时候喜欢用暖宝宝取暖，在身上贴久了，就算温度不高也会被烫伤。有个女孩来"大姨妈"时肚子疼，就把暖宝宝贴肚子上睡了一宿，第二天早上发现自己肚子上起了小水疱，她没去医院，随便抹了点烫伤膏，结果一周后感染了。低温烫伤很容易被忽视，这和高温烫伤不同，你可能并不会感觉到很疼。

但是，皮肤长时间贴着热源，温度一点一点往下传到深层组织，如果不及时进行正确的处理，就很容易引起深层组织感染溃烂，所以不要把暖宝宝放在一个地方待一宿，每隔 1 ～ 2 小时就需要换个地方贴。万一真的出现低温烫伤了，也别随便抹一些烫伤膏，而是应该去医院找专业的医生处理。

以上这些问题并不是想吓唬大家，确实这些病例并不算多见，但是大家要明白一个道理：不要忽视身上的任何一个小问题，有病就别拖着，早看早轻松，晚看悔一生。

　　　　　　　　每个家庭都需要的健康呵护指南

皮肤疾病与护理

嘴唇发紫是怎么回事

有些朋友在冬天的时候，嘴唇的外围容易发紫，这是一种正常的生理现象，不必过于担心。因为人体唇部的皮肤比较薄，毛细血管比较丰富，当外界比较寒冷时，毛细血管就收缩得比较厉害，出现暂时的缺氧就会造成嘴唇发紫。

不过，如果您的嘴唇长时间处于一种深紫色的状态，就需要警惕是不是有心肺系统的问题，比如先天性的心脏病、冠心病、慢性哮喘、支气管炎等，这些疾病会引起血液当中的脱氧血红蛋白增加，血液当中的氧气就减少了，在嘴唇上就呈现出紫色。如果您是这种情况，就需要及时去就医，看看到底是哪儿出现了问题。

怎样缓解黑眼圈

黑眼圈分为三种类型：血管型、色素型和凹陷型。大部分人的黑眼圈是混合型的，但有些人是天生的，比如血管型黑眼圈，这些人的眼部周围皮肤比较薄，呈半透明状态，又有眼部的静脉曲张，所以显现出来青色。还有的人眼窝深，眼周的皮肤凹陷，经日光或灯光投射就会产生阴影，表现出来黑色。

像液化剂注射、小切口静脉剥脱，我个人不推荐，因为风险大、性价比不高。除此之外，另外两种方法虽然风险并不大，但是打激光的效果不明显，皮下打点胶原蛋白的作用不持久，同样不推荐。

还有所谓的纯天然植物萃取精华，对黑眼圈有没有作用我不知道，但是对刺激消费很有用。你觉得家里的眼部按摩仪和射频美容仪对黑眼圈有帮助吗？这两个的作用其实就是让你闭眼休息一会儿，眼部按摩仪本质上就是机械版的眼保健操，你觉得它有用吗？射频美容仪出于安全性的考虑，能量都很低，其实也发挥不了多大作用，就像你能指望暖气把肉烤熟吗？

所以总结来说，对付黑眼圈真没什么好办法，只能是注意休息，不要过度疲劳，不要过度用眼，平时还要注意保湿、防晒、美白。女生的话，实在不行，还可以化化妆，遮一遮。

指甲能辨别健康状况吗

网上一直流传着看指甲辨别身体是否健康的说法，是真的吗？

1.指甲上有竖纹代表消化不好，营养不良，缺钙？不，其实很多人手指甲上都有竖纹，这是一个正常的生理现象。有些人随着年龄的增长，指甲上的竖纹还会越来越多，越来越明显。

2.指甲上长倒刺是由于营养不良？其实不一定。长倒刺更多是因为甲床干燥，缺乏水分，导致角质层过干而产生分离造成的。你可以每天涂上一些保湿霜来预防。

3.指甲上出现月牙，代表身体健康出现问题？指尖上的月牙是指甲生长过程中形成的自然现象，指甲是由甲母痣制造的角蛋白细胞保持不停地生长而形成的，月牙只是甲母质细胞的居住地。只要有指甲，就一定会有月牙。只看不见的月牙，没有不存在的月牙。

4.指甲上有小白点，说明有蛔虫？不是的。指甲上出现小白点一般叫白甲病，常见的原因是指甲受伤了。这听起来像是一种病，实际上威胁十分有限，更不是因为肚子里有蛔虫。现在卫生条件改善很多了，蛔虫已经很少见了。况且，如果你真的感染了蛔虫，症状会有很多。

5.手指甲出现了黑色竖纹怎么办？其实并没有那么可怕。医学上，这种情况叫纵行黑甲，可以从指甲根一直延伸到指甲尖。绝大部分的纵行黑甲都是良性病变，不用太担心，常见的有甲母痣、甲雀斑样痣、甲下色素细胞活化。

从概率上来讲，如果儿童的指甲上有纵行黑甲，那么很可能是甲母痣；如果是年轻人有，大概率是甲下色素细胞活化；如果有两个指甲同时出现了纵行黑甲，基本都是良性病变。但是，如果是老年人有纵行黑甲，且黑色竖纹的宽度超过了 3 毫米，那么建议到医院的皮肤科检查。

如何解决皮肤干痒问题

肌肤干燥问题可大可小，首先要记住别挠，因为很多人觉得皮肤干痒就频繁地去挠，这样反而会越挠越痒。一般的皮肤干燥问题，日常可以多注意以下几个方面：

> 第一，避免过度清洁，减少洗澡频率，避免使用那种皂基类的洗浴产品，以防损伤肌肤屏障，加速水分流失。
>
> 第二，洗完澡之后，坚持涂抹保湿能力好的保湿霜、身体乳。
>
> 第三，注意饮食，日常可以加大摄入含维生素 C 的水果、蔬菜，并多饮用温热水，坚持一天 8 杯水。

脚指甲长进肉里怎么办

如果你已经发生了嵌甲，也就是指甲长进肉里，但还没有红肿发炎形成甲沟炎，你自己就完全可以处理。打一盆热水，里面倒上 5 毫升的白醋，然后泡脚 20 分钟，把指甲和周围的皮肤泡软，然后拿无菌的修剪工具，通常家里都有指甲刀、剪刀，把扎进肉里的指甲慢慢分离出来，之后往指甲和肉之间塞棉球。这样每天换一次，棉球可以在泡完脚之后取出来，持续 3 ~ 5 天，你的指甲就慢慢能矫正过来，等到不扎进肉里的时候，可以再剪成长方形。

手上的汗疱疹如何正确处理

汗疱疹往往长在手上，像水疱，看着很清亮，奇痒无比，多见于女性。如果长了汗疱疹，千万不要戳破、撕皮，因为这样往往会加重不适感，甚至发生感染。汗疱疹通常都是两边都有，比如在两个手掌的侧面，或者是手指、脚趾的侧面，当然并不是所有的手指侧面长水疱就一定是汗疱疹，也需要和水疱型手足癣或者是剥脱性角质松解症等区分。

看见汗疱疹不要挠，如果感觉瘙痒，可以涂 1% 的炉甘石洗剂，效果比较好。等到蜕皮的时候，要保持蜕皮部位的滋润，可以涂抹一些滋润保湿的保护性软膏，比如 10% 的尿素霜、维生素 E 乳膏等。但是，如果非常痒且脱皮很严重，就需要及时就医了，可能要配合口服一些抗组胺的药，或者是再外用一些其他的药物。如果你有汗疱疹，建议减少接触洗衣粉、肥皂、洗洁精，如果一定要做家务，建议戴个手套。

荨麻疹千万不能拼命挠

之前我在病房看见过有个患者起了荨麻疹，他觉得奇痒无比，就拼命挠，反而越挠越痒，两条腿都快成火腿肠了。一直抓挠会提高皮肤表面的温度，使血液循环时释放更多组胺，从而使荨麻疹越来越严重。急性的荨麻疹来得快去得也快，一般在一天之内就能消退，所以起了荨麻疹后千万不能因为痒就疯狂地抓挠。

网上说的靠冷敷或者热敷去物理刺激荨麻疹的方法不可取，因为可能会加重荨麻疹。正确的做法是：老老实实找皮肤科医生就诊，首选第二代非镇静抗组胺药进行治疗。

常见病的养护

改掉坏习惯，预防肾衰竭

现在肾衰竭已经不是老年人的专利了，我听到的一个最年轻的病例才 20 岁。几年前他其实就得过急性肾炎，虽然治好了，但最近症状又明显了。他平时喜欢熬夜，一开始患者发现两条腿浮肿，经常犯困、没劲儿，以为就是工作累了，并没在意，直到发现自己双腿水肿加重，这才往医院跑，结果就被诊断为肾病综合征，慢性肾衰竭。

我们每年体检的时候，要注意观察尿常规和血肌酐这两项中关于肾功能的重要指标。

注意避免以下五个坏习惯：

第一个，频繁熬夜；第二个，喝水少；第三个，经常憋尿；第四个，缺乏运动；第五个，吃东西偏好重口味，喜欢吃夜宵。

这五个坏习惯有可能是诱因，或者是加重肾衰竭的因素。肾脏作为人体最重要的排泄器官，任何东西进入人体之后都要经过肾脏代谢排出，因此我们日常切忌乱用药物和保健品，以免强身不成反被伤。

尿毒症为何越来越多

现在每 100 万人当中就有 100 人有慢性肾功能不全，慢性肾功能不全得不到及时的治疗，就会进展成尿毒症。尿毒症为什么越来越多？究其原因，我觉得有以下三点：

第一，长期熬夜、憋尿。现在生活节奏快，工作压力也大，熬夜是常事，尤其对于在互联网公司工作的人来说，熬夜更是家常便饭。但是人长期处于这种状态下，免疫力难免会降低，容易感染细菌病毒。长期憋尿会使肾脏膀胱的压力增高，引起双侧肾盂积水，进而可能会损伤肾脏功能。

第二，饮食重口味。火锅、炸鸡、汉堡、可乐等都是年轻人餐桌上常见的食物，这些食物都是高盐、高糖、高脂肪、高蛋白的，吃得越多，就越会增加肾脏排泄的负担，时间长了可能会损伤肾脏功能。

第三，生病一直拖着。很多人生病了喜欢拖着，不到万不得已绝不去医院，可能是因为害怕去医院或者觉得自己的病不够严重。但是，重病都是拖出来的，早发现早治疗绝对没错。

如果您出现了尿量变少，或者尿液颜色变深，尿液中有泡沫，或者早上起床的时候眼睑出现了浮肿，久坐的时候双腿出现浮肿，拿手指一摁会有坑，就说明肾脏可能出现了问题，一定要到医院去看一看。

甲状腺结节的认知误区

有一些朋友发现自己被查出来患有甲状腺结节，很紧张。我想分享一下甲状腺结节的四大认识误区：

误区一，发现结节后自我感觉相安无事，可以不处理。其实，这是需要医生来判断的，一看结节性质是良性还是恶性的，二看对人体是否有危害。如果是无症状且不影响健康和外观的良性结节，可以随访观察，暂时不需要进行治疗。但要牢记需要根据结节情况和个体差异及时复查，不要等出现恶性结节或者恶化严重才去采取措施，到时候可能小病会养成大病。

误区二，切了就能一劳永逸。有些患者在体检时发现甲状腺结节之后就非常恐慌，心理压力很大，强烈要求医生把甲状腺切掉。但甲状腺是人体重要的内分泌器官，它分泌的甲状腺激素对人体起着至关重要的作用，如果贸然切除会导致甲状腺功能不足，人体的状态也会受到破坏。

虽然手术确实是彻底的处理方式，但是不建议一发现结节就切除。因为，一方面很有可能无法根除，还会再长；另一方面，手术对人体有一定的创伤。至于是否需要手术，需要医生评估结节的性质以及结节存在的影响和危害。

误区三，结节大于 4 厘米一定要全切。结节大小并不是判断手术的绝对指标，4 厘米这个数值只是仅供参考而已。

误区四，甲状腺切除手术影响说话。在甲状腺切除手术的过程中，因为距离支配声带活动的喉返神经非常近，很多人会担心造成声带运动障碍，导致自己说不出来话或者声音嘶哑。手术确实会存在这样的风险，但是在切除甲状腺结节的过程中发生这种情况的概率极低，并且医生也会采取针对性的保护措施预防此类情况的发生，所以无须过分担忧。

关于甲状腺癌的疑问

甲状腺癌是不是女性得的多？据全国肿瘤登记中心的数据显示，我国城市地区女性甲状腺癌的发病率位居女性所有恶性肿瘤的第 4 位，并且我国甲状腺癌每年以 20% 的速度持续增长。全世界范围内最常见的甲状腺乳头状癌男女发病比例为

1 : 2.5。[①]

　　甲状腺癌是被气出来的，这个说法没有科学依据。但是，据"甲友"中的女同胞们说，自己经常生气（开个玩笑）。

　　长期受到辐射是甲状腺癌的一个危险因素，那么家里的手机和无线网有辐射吗？手机的辐射是非电离辐射，咱们常说的是电离辐射，就像医院里照 CT、X 线所产生的。甲状腺癌术后一定要戒烟，尽量不要喝酒，最好慢慢戒掉，因为吸烟与饮酒会影响你术后吃甲状腺素片的效果。

　　甲状腺癌是绝症吗？得了甲状腺癌就意味着我活不了多久了吗？甲状腺癌对于多数人来讲，预后还是好的，大家不要太害怕，不要太恐慌。根据 2011—2017 年的数据来看，甲状腺乳头状癌术后 5 年相对生存率很高，为 98.3%。所以，患者做完手术之后还是要做好复查，定期随访，好好吃药，有一个良好的生活习惯，大多数的甲癌患者都能和正常人一样生活工作。

　　怎样发现甲状腺癌？我们应该注意什么？每年查甲状腺 B 超，看是否有甲状腺结节。如果查出有结节也不要太焦虑和恐慌，因为 B 超查出来的绝大部分甲状腺结节都是良性的。如果查出来有问题的结节也不一定就要做手术，要根据位置的大小及周围淋巴结情况等判断，有些可以选择随诊观察。总之，查

---

① 文献来源:《甲状腺癌诊疗指南（2022 版）》，uptodate 甲状腺乳头状癌的临床特征和预后。

出甲状腺结节后要及时就医，让医生给你一个准确的评估。

如何判断甲状腺结节是恶性的？网传"甲状腺结节单发就是恶性的，多发就是良性的"，这样的说法靠谱吗？其实现在甲状腺结节的良性、恶性，特别是恶性，与单发、多发并没有直接关系。我在临床经常碰到多发甲状腺结节的患者，结果做穿刺病理活检查出来几个病灶都是恶性的，专业名词叫作"多灶性"。还有多发结节中藏着一个恶性结节的情况，比如说我的甲状腺就是一个多发的结节，里边藏着一个恶性结节。

所以，不要用单发或者多发来判断良性还是恶性。很多患者的甲状腺结节在前期发病时比较隐秘，可能几乎没有任何症状，大多数甲状腺结节都是在体检的时候偶然查出来的。

糖尿病的早期征兆

吃得多，喝得多，但总感觉口渴；尿得多，频繁上厕所；体重明显下降，这就是糖尿病所谓的"三多一少"。还有的人可能会出现视物模糊，或者总感觉疲乏、劳累、没劲，这些都是糖尿病的早期征兆。如果您出现了，建议尽快就医检查。

去了医院后，都需要查什么？查糖化血红蛋白、空腹的血糖、三餐后血糖，以及糖耐量。我国的糖尿病患者数量早就超过1亿了，而且现在越来越年轻化，很多二三十岁的人都会得。合理的饮食习惯，良好的生活习惯，适当锻炼，才是真正预防糖尿病的法宝。

关于糖尿病的常见谣言

1. 只有老年人才会得糖尿病——错，1型糖尿病就经常发生在青少年身上，而且年轻人得2型糖尿病的也不少。

2. 保健品可以单独治疗糖尿病——错，保健品可能有些辅助的作用，很多没有作用甚至有副作用。

3. 偏方可以治愈糖尿病——错，目前糖尿病只能控制，不能治愈，说能治愈的都是骗子。

4. 糖尿病患者血糖越低越好——错，有时候糖尿病患者血糖低比血糖高还可怕，小心低血糖昏迷，可能会危及生命。

5. 打胰岛素会上瘾——错。胰岛素没有成瘾性，你想太多了。

6. 血糖降下来就能停药——错，不能擅自停药，血糖波动对身体更不好，建议还是听医生的治疗方案。

7. 吃二甲双胍伤肝伤肾——错，二甲双胍是很成熟的降糖药，虽然会经过肝肾代谢，但是一般不会出现肝肾功能异常。

8. 糖尿病严重了才需要打胰岛素——错，胰岛素并不是糖尿病严重了才用，特别是1型糖尿病患者，在发病初期可能就要打胰岛素了。

9. 碳水化合物对糖尿病患者都是不好的——错，不管有没有糖尿病，碳水化合物都是身体健康的营养基础，要注意量和摄入的方式，但是不能一点儿都不吃。

10.口服胰岛素同样有效。目前胰岛素的非注射途径给药技术大多仍处于研究阶段，口服给药非常方便，但是胃肠道严苛的酶环境和 pH 环境限制了胰岛素的口服吸收，所以就目前来讲并不是糖尿病的一线用药。

怎样测血糖更准确

"糖友"一定要管理好自己的血糖，把血糖监测好。测血糖不要三天打鱼，两天晒网，而且要注意以下几点，避免测的数值不准。

1.不要用劣质的血糖仪。高质量的血糖仪和材料优质的试纸是监测血糖的基础。比如，现在有些进口的试纸含有金和钯两种贵金属，金有超强的导电性，钯则可以矫正其他物质的干扰，这样在测量的时候就可以提高准确性。现在的血糖仪也很人性化，可以在测完之后通过颜色区分血糖高低，比如蓝色是偏低，绿色是正常，红色就偏高了。

2.检测前要做好手部的清洁。有些"糖友"不注意洗手，尤其是夏天，吃完水果，手指上可能还残存着果汁，这样测的话血糖肯定飙升。

3.出血量不足。由于采血位置不佳等，会导致出血不足，这时要用力挤压。虽然不少患者都会用力挤压手指来获取足够的出血量，但这种方法是错误的，原因是挤压会使得组织间液混入，干扰血糖的测试结果。正确的做法是先将采血的手臂自然下垂片刻，然后再指腹采血，需要的采血量其实非常少，芝麻粒大小的一滴血就够用了。

4. 消毒剂使用不当。有不少糖尿病患者使用碘伏消毒，但碘伏会和血糖试纸上的化学物质起反应，从而影响其准确性。正确的做法是使用 75% 的医用酒精进行消毒，待充分晾干后再测。

最后再强调一下，测量完血糖之后，要做一些记录。现在血糖仪已经发展到可以通过蓝牙连接手机小程序自动记录数值，随时可以查看的地步了，是不是很方便？

糖尿病患者该怎么吃

三餐不定时、不定量，吃饭没规律；只吃精制的米面；食物煮得太熟、太烂；水果榨汁喝；不爱吃蔬菜，喜欢吃油腻的食物；把红糖、蜂蜜当补品喝；喜欢吃甜点、下午茶等，以上这些都是容易诱发糖尿病的常见习惯。

另外，糖尿病患者也要注意，中秋节少吃月饼。即使是无糖的月饼，也不是真正意义上的无糖，这只不过是商家的宣传噱头，它里面的蔗糖、白糖等被替代成山梨醇或者是无糖醇，这些甜味添加剂并不是真正意义上的无糖，里面的淀粉、热量、脂肪一点都不少。糖尿病患者应尽量不吃或者少吃。

"吃糖就会得糖尿病"是一个错误的观念。糖尿病的发病机制非常复杂，而且糖尿病要分1型糖尿病和2型糖尿病。1型糖尿病是人体的胰岛细胞被破坏了，先天的成分占很大的因素。2型糖尿病主要的病因也非常复杂，有先天的、自身免疫性的，还有外部环境因素，比如肥胖、缺乏运动、不健康的生活饮食方式，等等。

简单来说，糖尿病是自身的胰岛素分泌功能出现了障碍，或者出现胰岛素抵抗，分泌出来的胰岛素不管用，所以说和吃糖并没有直接的关系。即使你不吃糖，但是存在以上所说的高危因素，照样会得糖尿病。糖吃多了，对身体伤害巨大。当然，如果一点儿都不吃，也是不行的，还是要适量。

全国高达1亿多糖尿病患者，还有约15%的人正处于糖尿病的前期。糖尿病的危害不仅仅是它本身，更可怕的是它所带来的并发症，比如糖尿病肾病、糖尿病眼病、糖尿病足、心血管疾病。这些单拎出任何一个，都不是小病。其实糖尿病的前期症状非常不明显，您需年度体检时关注自身血糖水平，尤其当您发现自己有"三多一少"——多饮、多尿、多食，体重减轻时，说明您很可能已经是个糖尿病患者了，建议赶快到医院的内分泌科查空腹血糖、糖耐量试验、糖化血红蛋白等糖尿病相关检查。

胃病难缠，养胃是关键

生活中，有很多五花八门的养胃方法，比如喝牛奶，喝粥，少吃多餐，但其实这些方法都不太靠谱。

养胃的关键在于三餐要定时；不能吃得太饱，坚决杜绝暴饮暴食；少吃油腻、烧烤类食物；常喝温开水；就餐时和餐后保持坐姿，不要吃饱了就躺下，否则很容易造成胃食管反流。

给经常犯胃酸的朋友们分享一个小建议：随身携带苏打水和苏打饼干，当你犯胃酸难受的时候吃一点可以中和胃酸，缓解胃部的不适。

感染幽门螺旋杆菌就会得胃癌吗

很多人可能不知道为什么胃能消化掉各种形态、各种软硬度的食物，主要是因为胃里的胃酸属于强酸，可以溶解一切食物，连细菌都不会放过。然而，在如此严酷的环境中，却有一种细菌可以长期生存——幽门螺旋杆菌。根据世界卫生组织保守估计，全球至少有一半人口感染幽门螺旋杆菌，而我们国人感染幽门螺旋杆菌的比例可能已经平均达到了59%。[1] 而且幽门螺旋杆

---

① 《中国自然人群幽门螺旋杆菌感染的流行病学调查》，现代消化及介入诊疗，2010，15（5）：265—270。

菌还被世界卫生组织列为一级致癌物，是胃癌的危险因素。

看到这里，可能很多人会感到害怕，但其实感染幽门螺旋杆菌与胃癌之间还有很遥远的距离，并不是说感染了就一定会得或者有很大概率得胃癌。一般来说，幽门螺旋杆菌的"作案"方式是先损伤胃黏膜，慢慢引起慢性胃炎，还可能会造成胃溃疡和慢性萎缩性胃炎。严重的话，就可能会发展为胃癌，但是很多幽门螺旋杆菌感染者没有症状。胃癌的发生还与饮食、生活习惯、遗传基因等有着不可分割的关系。所以，我们真的不需要恐慌。

很多人会觉得周围的幽门螺旋杆菌感染者很多，怕被传染，因为大家难免要在一起吃饭、生活，甚至接吻，但这个认知也是错误的。

成年人不是幽门螺旋杆菌的易感人群，反而多数感染都是在小时候发生的，主要是在 5 岁之前。可能是因为 5 岁之后，身体有一套比较完整的胃黏膜环境机制，就不会再给幽门螺旋杆菌在体内存活下去的机会了。

如果家里有小孩，尽量做到分餐制，尤其是不要让老人把食物嚼碎了再喂给小孩，这样幼儿的感染率应该会更低一些。

想要清除幽门螺旋杆菌，需要使用四联药物，也就是一种铋剂加两种抗生素，再加上一种 PPI 质子泵抑制剂。有的牙膏宣称对口腔和胃内的幽门螺旋杆菌有抑制作用，一支即可见效。但实际上，幽门螺旋杆菌是一种螺旋微需氧的细菌，对胃可能有损害，它主要寄生在胃部的幽门处，并不是在牙齿上。想想连胃酸都杀不死的细菌，单凭一支牙膏能把它怎么样？

预防痛风，要注意尿酸水平

有以下问题的人更要积极地注意尿酸水平，定期监测，做空腹抽血的检查。其实这个检查并不贵，大概二三十块钱就能搞定。

1. 大量饮酒。

2. 体重、腰围严重超标。

3. 有胰岛素抵抗问题，血糖血压偏高。

4. 有高尿酸、痛风家族史或者有慢性肾病家族史。

5. 偏食、挑食，有长期大量高嘌呤饮食习惯的人。

如果你符合以上的一个或几个条件，就应该去监测血尿酸水平。控制尿酸，不要等到痛风发作时才发现和治疗，那就有点晚了。定期检查尿酸水平，尽早发现，尽早调控才是好办法。

在饮食控制方面，要注意尽量减少摄入含高嘌呤食物，比如海鲜、动物内脏等，影响尿酸代谢的酒精、高果糖饮品也要少喝。

嘌呤高容易导致高尿酸血症，高尿酸血症又容易引起痛风。如果高尿酸血症长期不控制，慢慢就会发生肾功能衰竭。以下四种食物含嘌呤非常高：

第一，狗肉。很多人都知道吃狗肉是个有争议的话题，但是不知道狗肉当中嘌呤含量其实也很高。第二，带鱼。几乎家家户户都吃带鱼，但是每 0.1 克的带鱼当中就有 392 毫克的嘌呤，所以它的嘌呤含量非常高。第三，猪肝。猪肝虽然是滋补之物，但是它的嘌呤含量也确实很高。第四，火锅。北方人和南方人都喜欢吃火锅，但这也是嘌呤"刺客"。请尿酸高的朋友记住这四种食物，千万别吃。

癌症不可怕，提早筛查最关键

癌症离年轻人有多远

癌症到底离我们有多远，或者说又有多近呢？我的一个好朋友得了小细胞肺癌，小细胞肺癌在肺癌里算是狠角色，很不好治。为什么现在越来越多的年轻人纷纷被癌症盯上呢？到底是什么原因导致癌症的发病年龄越来越低呢？

其实癌症的发生原因非常复杂，大部分肿瘤并没有非常明确的单一致病因素。可能的高危因素包括：

1. 环境因素。80后大部分出生于城镇化发展的初期，20岁以后才深度接触各种环境污染带来的化学物质，而90后则是一出生就身处其中，所以发病年龄更早。而且由于年纪都比较轻，很多时候容易忽略对癌症的早筛体检，导致检查出来的时候已经是晚期了。

2.生活中接触更多的化学物品。很多人说女性接触油烟是导致肺癌、肺部结节增多的原因，但这一点值得商榷。因为现在几乎家家都有抽油烟机，油烟当中的致癌物我们不太容易吸进去，况且现代女性不像过去的女性，人人都要烧水做饭。反观现在的女性，化妆、美甲以及染发的比例和频率较过去增加很多。也就是说，女性接触化学物品的比例和频率在增加。很多化妆品都宣称没有致癌物，但确定一种物质能否导致癌症是需要很长时间去验证的。

3.饮食安全问题。生活节奏加快，点外卖成为很多人的生活常规，加上聚会到饭店吃，或者是路边摊，这些都会成为很多人健康问题的隐患。很多餐饮当中会添加一些调味品，加上商家为了节约成本，违规使用一些劣质食用油，或者使用一些反复煎炸的食用油，都可能会产生致癌物，诱发癌症。

4.生活节奏加快，长期这样会损害免疫功能。"996"已经成为很多年轻人绕不过的职场规则，甚至还会出现"007"的工作状态。人体的免疫力白天对抗外界侵犯已经超常运转，本来应该用来恢复免疫功能的夜晚也被占用，长此以往就有可能会导致免疫力低下。

小小的免疫力与癌症的发生是密不可分的，一旦免疫系统失衡，就会削弱对肿瘤细胞和病原体的抵御能力，人体内产生的一些异常细胞就会逃避免疫系统的监视和狙杀。

5. 情绪影响。有研究表明，长期抑郁、情绪低落、容易生气、好胜心强的人群患癌风险较乐观人群高，这些情绪影响可能同样会引起免疫功能的失衡。

所以，我们在生活中多注意以上五点，平时尽量避免到环境污染的地方活动，雾霾天要戴好口罩，能自己做饭尽量自己做，少吃腌制或者深加工的食品，尽量避免长时间的工作和高强度的加班，别熬夜，注意劳逸结合。

另外，一定找办法舒缓内心的压抑，不要让自己长时间处于负面情绪中不能自拔。如果不行，赶快找心理医生。不要久坐不动，一定要动起来，肥胖和很多疾病都有关系。不抽烟，不喝酒，不要暴饮暴食，保持良好的生活习惯和饮食习惯。

最后一定要定期体检，这一点非常重要。

为什么一旦确诊癌症后身体就急转直下

为什么在没查出肿瘤之前，人还活蹦乱跳的，查出来之后人立马就不行了？

肿瘤是人类尚且无法完全攻克的问题，在肿瘤或者疾病面前，金钱、美貌都不重要，重要的是活着。不过，查出来肿瘤，并不意味着判了死刑，很多肿瘤患者都活了五年，甚至十几二十年。

有些人查出来之后，心情立马就不好了，身体状况也急转直下，短短一年或者几个月人就不行了。在巨大的精神压力下，身体机能和免疫力会下降，就给了病魔可乘之机，这也是很多肿瘤患者病情恶化的重要因素。

所以，不管遇到什么疾病，都要尽量保持良好的心态，积极配合医生的治疗。心态决定你的身体状态，决定你身体朝哪个方向发展，千万不要以为心灵和身体是两回事，这两者是密切相关的。

甲状腺癌：比你还懒的癌症

甲状腺癌一般不会造成严重的危害，因为它实在是太"懒"了，发展非常缓慢，而且伤害也不高。用我们的行话讲，很少有患者是因为这个病而死的。

甲状腺这种物质虽然平时注意不到，但是很重要，维持体温、蛋白质合成、脂肪分解等很多重要功能都得靠它。而甲状腺结节是最常见的甲状腺异常，有人担心自己的甲状腺结节会发展成癌症，其实大可不必担忧，因为在这么多的甲状腺结节里，恶性结节只占 5% ～ 15%。

不过它再懒也是癌，很多人还是不想和它扯上关系，那么平时就需要注意这些：一、改掉不好的生活习惯，比如抽烟、喝酒、熬夜，避免压力过大。二、电离辐射。这主要是指有大量放射线接触史，比如很多介入放射科医生平时就要接触很多射线。三、肥胖和超重。俗话说，一胖毁所有，虽然肥胖和甲状腺癌没有那么明确的关系，但还是要控制好体重。除此之外，这个病还有点偏爱女性，所以姐妹们一定要多注意。

如果你什么都注意了，但还是得了甲状腺癌，那也不要害怕，大多数的甲状腺癌预后都很好，只是在脖子上多了一道亮丽的"风景线"。

直肠癌早筛在家就可以完成

直肠癌早期往往没有任何明显的症状，自己察觉不出来，等到出现腹痛、便血、便秘、腹泻等症状，往往已经是中晚期了，这个时候就很不好办了。如果早期能够通过筛查发现并及时治疗，结局就会大不一样。

所以我建议，如果你已经40岁了，即使没有任何不适，也应该去做一个肠镜检查。肠镜是筛查结直肠癌最重要的手段，没有之一。如果你有相关的家族史，检查年龄要提前到35岁，甚至更早。

如果做完一次看着没问题，可能往后五年你都不用再做了。如果实在不想做肠镜检查，退而求其次，也要做一个多靶点粪便DNA检测加潜血实验，只需要留一点儿粪便，不用去医院，自己在家里就可以完成。

总之，面对疾病时既不要疑神疑鬼，也不要掉以轻心。一旦有了一些奇怪的症状，及时到医院去看一看，不要以为自己年轻，什么事都能扛得住，万一真的是肿瘤呢？希望每位朋友都能远离直肠癌，做好癌症的早筛，健康平安。

染发和癌症之间有关系吗

染发真的会致癌吗？这个一直争议很大的话题似乎有了新答案。著名医学期刊《英国医学杂志》公布了一个耗时 36 年之久、将近 12 万人参与的大型 RCT 研究，发表了一篇染发剂与致癌风险和死亡率的相关研究。

这个研究报告之所以会引起轰动，很大原因在于这次的研究所经历的时间以及参与的人数。从 1976 年就开始为近 12 万名女护士进行长达 36 年的追踪，并且为了保证数据的准确性，尤其是其他生活方式的干扰影响，研究机构在调查问卷里还添加了运动、饮食等信息。

训练有素的护士们 36 年如一日地坚持记录，超过 90% 的人都坚持到最后，并且发表在了顶级的期刊上。从这点上来看，数据的真实性还是很高的。

文章的结论是：使用永久染发剂可能会增加皮肤基底细胞癌、卵巢癌、乳腺癌的发病风险；使用永久染发剂还可能会增加淋巴癌的发病风险，其中头发颜色较深的女性因使用染发剂发生霍奇金淋巴瘤的发病风险增加了 289%；使用永久染发剂不会增加其他恶性实体肿瘤的发病风险。也就是说，大多数的癌症，比如结直肠癌、肺癌、脑肿瘤等，和染发没关系。

目前医学界的主流看法是，频繁使用染发剂有潜在的致癌风险，但具体到每个人，情况都是不同的，而且这个研究针对的是白人女性。所以说，诱发癌症的因素很复杂，有些癌症是很多因素综合在一起导致的，染发和癌症其实并不能完全画等号。

为了保障身体的相对健康，建议大家还是不要频繁染发，在使用染发剂的过程中尽量避免染发剂接触到头皮。另外，一定不能图便宜选择劣质的染发剂。总之，不能为了漂亮而不顾健康。

肝癌早发，可能是乙肝导致的

你能想象到一个 10 岁的小女孩是肝癌晚期吗？我一位同行朋友就接诊过这样的患者。为什么这种中老年人高发的癌症会发生在一个小女孩身上呢？

其实，很大的一个原因是她妈妈是一名乙肝病毒携带者，但从未发生肝炎。后来据我朋友分析，可能是在这个女孩出生的时候通过母婴传播，被感染了乙肝病毒。女孩体内的病毒不断复制，得了乙肝，但是又没有得到系统的治疗，最终就可能导致肝癌的发生。乙肝病毒的传染性很强，它可以通过血液、母婴、性途径传播。

乙肝疫苗可以成功预防乙肝病毒的感染。一般新生儿一出生就应该接种乙肝疫苗，基本可以确保将来不得乙肝。现有的肝硬化、肝癌，都是从乙肝发展而来的，成功预防乙肝实际上就是预防肝硬化。

这也是为什么医生反复强调要接种乙肝疫苗。一般孩子在出生之后 24 小时内接种第一针，然后分别在 1 个月和 6 个月的时候完成后续两针接种。如果你是没有接种过乙肝疫苗的成年人，或者没有完全接种，或者不清楚自己到底有没有接种过，可以先查个乙肝五项，看看自身有无抗体，若表面抗体阴性，那么也可以按照这一原则完成乙肝疫苗的全程接种。

槟榔虽好嚼，但会致口腔癌

你吃过槟榔吗？如果你去过南方的城市，走在大街上，你会随处可见卖槟榔的小店。到处张贴着各种各样的槟榔广告，让人忍不住想买一包尝尝。到底槟榔为何这么神奇？会让人越吃越上瘾？烟里有尼古丁，槟榔含有生物碱，都会让人上瘾，欲罢不能。习惯吃槟榔的人，一旦停止，浑身都不自在。提神又上瘾，让槟榔成为世界排名第四的成瘾性消费品，仅次于烟、酒和咖啡。你知道槟榔对人体的害处吗？恐怕很多人只是略知一二。槟榔是国际癌症研究中心（IARC）认定的一级致

每个家庭都需要的健康呵护指南

癌物，经常咀嚼槟榔会增加患口腔癌的风险。我有学口腔医学的同学，他们接诊的很多口腔癌患者都有长期咀嚼槟榔的习惯。其实，槟榔能导致口腔癌早在1860年就有人提到了，但国际癌症研究中心直到2004年才把槟榔确认为一级致癌物。口腔癌是全世界发病率排名第六的癌症，在亚洲尤其高发，这和亚洲人爱吃槟榔的习惯密不可分！

那么，到底为啥槟榔会致癌呢？有多个原因。主要是因为各种物理和化学作用联合造成口腔黏膜的持续损伤。一方面，槟榔纤维粗糙，长期嚼槟榔会造成口腔黏膜和牙齿的损伤，这属于物理破坏；另一方面，槟榔中含有多种化合物，包括生物碱，也叫槟榔碱，能直接杀死细胞，同时导致炎症，造成口腔损伤。这属于化学破坏。物理破坏加化学破坏，双管齐下，对口腔来说是一种持续摧残，会带来口腔黏膜的持续损伤，这就是一个非常普遍的致癌风险！多种癌症都和各自器官的持续损伤有关，包括肺癌、肝癌、食管癌等。为什么持续损伤致癌呢？因为它会带来更多基因突变。简单来讲，如果一种物理或化学方式让细胞死亡，身体的修复能力通常会刺激细胞分裂，产生新的细胞来补位。每一次细胞分裂都需要DNA的复制，而每次复制都会随机产生一些DNA突变！细胞损伤越多，修复就越多，DNA复制就越多，突变就越多，癌变的概率就越大。正是这个原因，持续损伤和反复损伤一个器官的生活习惯或环境因素，通常都是明确的致癌因素。比如，抽烟和雾霾都是肺癌风险因素，就是因为烟雾里的微小颗粒导致肺部细胞死亡，反复损伤，就可能产生肺癌；喝烫茶或吃烫食是食管癌风险因素，就是因为烫的东西会导致食管表皮细胞死亡，反复损伤，可能产生食管癌。同样的道理，长期咀嚼槟榔会造成口腔黏膜反复损伤。长此以往，很容易造成一种癌前病变：口腔黏膜下纤维性病变。其中，约 20% 会最终转化成口腔癌。希望大家看完这篇科普能够重新认识槟榔，然后告诉身边的人，千万别吃槟榔了，因为真的会让你痛不欲生。

有种肉是一类致癌物，你却经常吃

有一种肉最好少吃，比如香肠、火腿、培根、肉丸、咸鱼、腊肉，这些方便又好吃的深加工肉是不少上班族和孩子的最爱，但它们却被国际癌症研究中心划分为一级致癌物，就是对人类确定致癌的食物。

因为这些加工肉里面都添加了一种防腐剂，叫亚硝酸盐。亚硝酸盐本身不致癌，但是跑到你的胃里，在特定条件下与蛋白质中的二级氨结合，就会变成强致癌物亚硝胺。

癌变就像是一场细胞核致癌物的赌博，致癌物越强、进入人体的次数越多，致病的概率也就越大。亚硝胺就是其中之一。如何远离亚硝胺：第一，少吃深加工肉，最好可以不吃。第二，不吃小作坊肉与路边摊生产的肉。第三，无卤味，只买配料表里有 D- 异抗坏血酸钠的正规加工肉制品。三无加工肉制品不仅可能亚硝酸盐的含量过量，还有可能自带大量的亚硝胺。第四，适当多补充维生素 C。维生素 C 可以阻止亚硝酸盐转变为亚硝胺。

有些常用药可能是致癌药

俗话说，是药三分毒，以下四种药物可能有致癌的风险。

第一，酚酞片。酚酞片也叫果导片，在过去是临床上用于治疗顽固性便秘的常用药。因为它见效快，价格便宜，很多不法商家就把它包装成减肥药，卖给有减肥瘦身需求的人。

然而，长期服用酚酞片的风险是很大的，它会刺激人体的胃黏膜，导致炎症、溃疡、出血等。有许多动物实验已经证明，酚酞片有诱发癌症的风险，所以很多国家都已经禁售酚酞片了。

第二，利巴韦林。利巴韦林是一种广谱的抗病毒药物，很多家长认为它是"万能神药"，当自己的孩子患有感冒、手足口病、轮状病毒、肠炎时都会用到它。但是，世界卫生组织对儿童使用利巴韦林有明确且严格的限定，因为儿童长期使用利巴韦林会大大增加生殖毒性和溶血性贫血的风险，甚至可能会致畸、致癌。

第三，短效避孕药。长期口服短效避孕药有可能会诱发乳腺癌。有位高中女生长期被痛经所困扰，因为听说长期口服短效避孕药可以调整月经周期，缓解痛经，她就去尝试服用了，结果还没到高中毕业就被诊断为乳腺癌。

口服避孕药本身就是一种外源性的雌激素，正处于青春期的少女体内雌激素的水平比较高，如果再口服避孕药，体内的雌激素水平就会更高。过多的雌激素刺激会诱发乳腺导管上皮和间质纤维的异常增生，容易发生乳腺癌。

第四，非那西丁。非那西丁是一种解热镇痛药，但是它有很强的肾毒性，过量使用会导致肾乳头坏死、间质性肾炎、尿毒症、急性肾衰竭等，甚至可能会诱发肾盂癌或者是膀胱癌，所以这种解热镇痛药最好还是别用。用药需谨慎。

远离癌症，生活中要怎么做

两大国际癌症研究机构告诉你怎样预防癌症，生活中一定要做到这九点：

> 1. 保持健康的体重，避免腰围增加。确保体重 BMI 指数在 18.5 ～ 24.9，这是一个健康的范围。
> 2. 多多运动。世卫组织建议成年人每周至少运动 5 天，进行总体不少于 150 分钟的中等强度的有氧运动，比如慢跑、快走、骑车、游泳、跳舞，打球也是不错的选择。运动可以降低多种癌症的风险。

3. 多吃全谷物、蔬菜、水果和豆类。我们可以多吃一些不同颜色的全谷物食物，比如糙米、小麦、燕麦；还有绿叶蔬菜，比如西蓝花、秋葵、茄子、白菜等；也可以吃一些不含淀粉的根茎类的蔬菜，比如胡萝卜、芹菜、甘蓝；还要少吃红肉和深加工肉，不推荐吃太多的红肉。红肉就是猪、牛、羊肉，适量吃就好，深加工肉尽量少吃。

4. 少吃垃圾食品和高糖、高油脂、高盐食物，少喝含糖饮料。快餐、点心、糖果等食物中含有大量的脂肪、淀粉和糖，甚至有些还含有更可怕的反式脂肪酸，这些都是导致超重和肥胖的重要原因。

5. 少喝酒，最好滴酒不沾。酒与七种癌症[①]都有关系，即使少量饮酒，也会有致癌的风险，所以不管是什么酒，安全的饮酒量为 0。

6. 不要用营养补充剂来预防癌症。对于大多数人而言，高剂量的营养补充剂不利于预防癌症，而且有研究发现，高剂量的 β-萝卜素补充剂可能会增加患肺癌的风险。当然对于一些特殊情况，比如孕妇或者营养不良的人，营养补充剂是有作用的，但是对于其他的健康人就没什么必要了。

---

① 酒被国际癌症研究中心列为一类致癌物。IARC 将摄取酒精饮料归类为乳癌（女性）、大肠癌、喉癌、肝癌、食管癌、口腔癌和头颈癌的病因。

7. 孕妇最好母乳喂养。世卫组织建议母乳喂养至 2 岁，能保护孩子的免疫系统正常发育，减少孩子超重和肥胖的风险，也能够预防母亲乳腺癌的发生。

8. 不吸烟，同时不吸二手烟。

9. 不暴晒。这可以降低皮肤癌的风险。

癌症并不可怕，咱们要做好预防。即使哪天真的来临了，要坦然面对，规范治疗。很多癌症其实都是有治愈的希望的。

防癌筛查该做就做，不要忽略体检

像甲状腺癌、乳腺癌、肺癌、胃癌、肠癌、肝癌、宫颈癌等癌症，都是发病率相对较高的恶性肿瘤。究竟该怎样才能及时发现这些病症呢？这是很多人关心的问题。早期的癌症往往都是没有症状的，或者症状比较轻微，不容易被发现，要想及时发现，只能去做体检。

以下这几个防癌筛查最好每年做一次，花再多钱也是值得的。

1. 肺癌筛查，要选择胸部 CT 而不是胸片，胸片很难发现早期的肺癌。如果你担心 CT 有辐射，可以选择低剂量的胸部 CT。

每个家庭都需要的健康呵护指南

2. 胃癌筛查，选择胃镜检查能及时发现早期的胃癌。

3. 肠癌筛查，要选择结肠镜检查。很多人认为化验一下大便就能发现肠癌，事实上这并不可靠。另外，即便怀疑得了肠癌，要想进一步明确也需要进行结肠镜检查。

4. 乳腺癌筛查，一般选择乳腺彩超。

5. 宫颈癌筛查，宫颈脱落细胞学检查和高危型的HPV检测。

普通的常规体检能发现高血脂、高血糖、高血压等这些简单的问题，但要想发现早期的癌症就有点困难了，甚至不太可能。虽然防癌体检的费用相对于普通体检可能会贵一些，但是以上五个部位的癌症发生率相对来说比较高，在这些部位花点钱一点都不冤。

凶险就隐藏在我们身边

突发脓毒症，小命可能不保

之前看到一个网红博主因为连续 40 小时牙疼没睡觉、没合眼，在身体非常疲劳的状态下去牙科诊所看牙，那个牙科诊所可能卫生条件比较差，无菌操作不规范，导致博主感染了，出现发热、脓毒症，差点小命不保。

脓毒症是指宿主对感染的反应失调而导致的危及生命的器官功能障碍。这种疾病在农村的发病率比较高，而且病情比较凶险，病死率高。尽管现在我们的抗感染治疗和器官功能支持等技术都很发达，但是它的病死率仍然可以高达 10% ～ 52%。

一般有脓毒症的人是有一些危险因素的，比如高龄，重症

ICU 的住院经历，医院感染菌血症，使用激素或免疫抑制剂、社区获得性肺炎等。但是，这位博主发生脓毒症的原因有点让人琢磨不透，我也没想明白他为什么会得这个病。

可能是因为他的免疫力实在是太差了，再加上整整 40 小时没合眼，过度疲劳等情况，导致他的免疫力进一步下降。也可能看牙的地方是个小诊所，不是正规医院，用的剔牙工具也不是一次性的，所以卫生安全情况堪忧。

在这里我想提醒一下大家，有病的时候千万不要扛着，这不是证明你意志力有多么强大的时候。身体是一个非常高级的平衡体，早期识别一些征兆，及时到医院就医，对于治疗是非常有帮助的。

输液时发生过敏反应怎么办

有一次，路过急诊，看到外院来的患者，不知道在哪个小诊所输液的时候出现了过敏反应，发生过敏休克，来我院抢救。救治时已经把自动心脏按压仪用上了，看情形救活的希望不大。

很多人以为过敏性反应就是皮肤上出疹子或者皮肤潮红，但是在过敏反应严重的情况下，会导致人窒息或者出现过敏性休克。

如果你在输液的时候出现了头晕、恶心、想吐、胸闷、憋气、嗓子发紧，甚至是全身湿冷、出冷汗，一定第一时间叫护士和医生，千万不要自己忍着不说话，忍着容易出大事。

另外，如果你陪同他人去输液的时候，他出现了上述症状，第一时间你应该做的是把输液的卡子关掉，或者是把滚轮调到最低，而不是拔针。因为如果你把针拔了，待患者出现过敏性休克后，血管就瘪了，再扎也就不好扎了，再想输抢救用的药，就输不进去了。

我们在生活中要多多留意各种过敏原，如下：

1. 小麦占食源性过敏的 37%。

2. 果蔬类占 20%，其中桃子最常见。

3. 坚果以及一些食物的种子占 7%，其中腰果最常见。

4. 豆类、花生占 5%。

5. 海鲜，比如虾、贝类占 3%。

6. 中药占药源性过敏 37%，其中中药注射剂最常见。

7. 抗生素占 24%，其中青霉素最常见。

8. 止痛药指的是非甾体类抗炎药，占 16%。

9. 免疫治疗药物占 11%。

10. 花粉、柳絮、尘螨等吸入性过敏原。

对于本来就对这些过敏原过敏的人，或者曾经出现过严重过敏反应的人，在生活中更要多留意这些食物和药物，一旦出现症状要及时就医。

被有毒的蜱虫咬了怎么办

一些被蜱虫咬伤的患者中有少部分人出现了中毒的症状，是被一种神经毒素抑制了呼吸，会感觉呼吸困难。蜱虫主要是吸血，绝大多数没有毒性，但是确实有一种蜱虫在吸饱血之后会释放神经毒素。

蜱虫只有米粒大小，主要喜欢在草丛、灌木丛、树林里、草原上活动，去草原玩的朋友要尽量穿长袖长裤，不要让皮肤暴露在外面。

在游玩结束之后，记得检查一下身上有没有蜱虫。如果发现有小黑点在皮肤里，不要自己拔出来，而是应该立即去医院让医生处理。因为如果拔不好，会把蜱虫的残肢留在里面，造成更严重的感染。

吃枣不吐核，小心肠穿孔

我曾经接诊过一位 3 岁的小女孩，喝了一碗红枣粥，第二天腹痛得很厉害，妈妈带她来医院后发现是枣核扎在了肠壁上，造成肠穿孔。枣核的两头非常尖，有可能会扎在食管或者是肠壁上，造成肠穿孔，出血；甚至可能扎到主动脉上，造成不可挽回的悲剧。如果孩子真的吞下去了枣核，应该怎么办？

第一，不要给孩子吃米饭、馒头去下压这颗枣核，因为这样更容易发生嵌钝或者扎伤肠壁。

第二，不要吃泻药。泻药会增加胃肠的蠕动，有可能会加重孩子的病情。家长需要做的第一步是观察，观察孩子有没有腹痛、恶心、呕吐，或者是食欲不振、精神萎靡等问题。如果有的话，尽快带他去医院。如果没有，第二步是观察他的大便，看大便中有没有这颗枣核。一定要在大便中发现这颗枣核才算安全。如果发现没有，要立刻带他去医院。

通常情况下，枣核会顺着消化道排泄出去，但是有可能会扎到肠壁。给孩子吃枣时千万别嫌麻烦，把枣核剔出去再吃，囫囵吞枣很危险。

喝下百草枯必死吗

百草枯是一种农药除草剂，因为可以高效除杂草，还不会破坏土壤，曾一度成为农药王者。百草枯中毒没有特效解毒药，人喝了百草枯一瓶盖以上，就会有生命危险。

在我们医生圈流传着这么一句话：急诊室门口灌下百草枯的人都不一定救得回来，在喝下去的那一瞬间，人的生命直接进入死亡倒计时。更可怕的是，死的过程非常痛苦，从来都是只给患者后悔的时间，不给患者后悔的机会。

刚喝完时可能只是觉得恶心，随后就会出现口腔溃烂，吞咽困难，有剧烈的疼痛感。有些患者洗胃之后会感觉自己好转了，但其实来自死神的折磨才刚刚开始。百草枯会损伤全身多个器官，包括肝、肾，尤其是肺组织的纤维化，这是不可逆的。

最后，患者会被活活憋死，就像等待一场活埋一样。更残忍的是，整个过程的大部分时间里，人的意识很清楚，所以会很清晰地感受到生命在逐渐消亡。

服用百草枯后的死亡率大概在 50% ～ 70%，服用剂量、抢救是否及时、救治水平等因素都会影响抢救成功率。并不是说喝了百草枯就一定会死，但被抢救过来的那些案例绝对不能成为效仿的侥幸心理来源。还有一个不得不说的现实是，很多接触到百草枯的家庭以农村家庭为主，相对没那么富裕，喝下百草枯以后，巨额的治疗费用也是难以翻越的一座大山。所以，希望大家好好生活，不要去碰百草枯。

腹主动脉瘤：身体里的定时炸弹

腹主动脉瘤虽然不是肿瘤，却比肿瘤还要凶险百倍。长了腹主动脉瘤的人平时也许没有明显的症状，然而一旦它增大破裂，死亡率会高达 80% ～ 90%。如果患者不及时做手术，从发病到死亡的平均时间也只有吸一支烟的工夫，爱因斯坦就是死于这种急症。

腹主动脉瘤可以说是一枚安在我们身体里的定时炸弹，这种病可以想象成自行车车胎的鼓包，这个鼓包会不断长大，一旦哪天超过安全范围，就会爆了。一旦破裂，动脉血喷涌而出，任何抢救措施都是徒劳的。

大多数腹主动脉瘤是体检或者偶然检查才发现的。有四类人要小心腹主动脉瘤：老年男性、有家族遗传史的人、爱抽烟的人、高血压人群。腹主动脉瘤高危人群可以在每年的常规体检中加入胸腹部血管的彩超或者 CT 检查，早发现，早治疗。

医院科室挂号小建议

生病了到医院不知道挂什么科，怎么办？这一小节会从头到脚告诉你。

1. 头痛：一侧或两侧头痛，劳累或紧张时加重，建议挂神经内科。头痛伴有眩晕、耳鸣、鼻塞，建议挂耳鼻喉科。如果是外伤引起的头痛，就挂神经外科。

2. 头晕 / 眩晕：躺下或者翻身体位改变时头晕，闭着眼转头，头晕得更明显，去看耳鼻喉科。如果站不稳，眼球乱转，甚至意识不清，赶紧挂神经内科。如果头晕时脖子疼，而且手麻脚麻，先挂骨科看看。如果头晕时心前区疼痛，胸闷，心脏不适，挂个心内科看看。如果总是用眼过度后头晕，那么建议挂眼科。如果头晕时面色苍白，指甲发白，建议看个血液科。

每个家庭都需要的健康呵护指南

3. 失眠：压力大焦虑，睡不好，不是去看神经内科，而是要看精神心理科或者睡眠医学中心。

4. 牙痛：一般都是看口腔科，但如果伴有鼻塞、脸疼，那么还需要再看看耳鼻喉科。如果是劳累或者运动后牙痛，那么建议再看一下心内科。

5. 脖子不舒服，并且伴有手脚麻木无力或者突然眩晕，耳鸣，遇到这种情况千万别拖着，赶紧看骨科。

6. 胸痛：胸口或胸前疼痛，有压迫感，难以定位具体哪儿疼，有时还会心慌气短，这个时候一定要去心内科看看。如果因为骨折外伤导致的胸痛或者弯腰、侧腰时候发生疼痛，建议挂胸外科。如果是突发剧烈的胸痛，疼得满头大汗，就要去急诊的胸痛中心了，千万别耽误。

7. 腹痛：右上腹或者右下腹突发疼痛，多数情况下不拉肚子，那么要看普外科。如果腹痛伴有泛酸、呕吐，总打嗝，挂消化内科。如果是发热、拉肚子或者上吐下泻，记得要去肠道门诊。如果腹痛同时有尿频、尿急、尿痛、血尿，赶紧去看泌尿外科或内科。如果女性没按时来月经，或者停经后的腹痛，别忘了挂妇产科看看。

8. 小便异常：比如血尿，尿频、尿急、尿痛，尿少、腰疼和浮肿，建议泌尿外科和肾内科都看看，不分先后。

9. 大便异常：大便带有鲜红色血或者大便中混有暗红色血，建议先看普外科。如果大便呈现黑红色（柏油样便），在此之前又没有吃红色火龙果之类的，那么别犹豫，去消化内科看。

10. 腿疼：身上某一个关节肿痛，一般先看骨科。如果两侧关节同时痛或者好多关节一起痛，一般先看风湿免疫科。如果小腿肚肿胀，走路疼，按压也疼，休息后缓解，建议看血管科。

另外，还有一般情况下咳嗽挂呼吸科，脸浮肿挂肾内科，双腿水肿挂心内科或心外科，突然消瘦挂内分泌科或肿瘤科。还有一个很多人挂错的，就是卡了根鱼刺想拔出来，去看耳鼻喉科，不是口腔科！疾病太复杂，这里说的可能不全。其实单纯依靠症状很难诊断，还需要各项化验检查综合判断，以上建议大家可以当作参考。

急救知识与突发状况应对

夏季如何正确防暑

大家应该都知道中暑是怎么回事，但是你知道吗，中暑是可以发展成热射病的。近两年夏天连续 30 天高温天气，热坏了 9 亿人。炎热的夏天，急诊经常送来中暑的人，但是大家知道吗，中暑也是分等级的，分为轻度、中度、重度，而重度中暑再发展下去就是热射病了。如果热射病来袭，你知道怎么应对吗？

曾经有新闻报道过郑州一名男子因为中暑突然昏迷，被送到医院 ICU 抢救，结果医生监测他身体的核心温度已经达到了 42.3℃，体内所有脏器就像被水"煮熟了"一样，多脏器受损，最终诊断为热射病。热射病患者的死亡率最高可以达到80%，即使活下来也可能会致残。

如何预防中暑就不用我多说了吧？夏天这么热，咱们能不出来就别出来了，注意补充水分，尽量不要在中午出门瞎溜达，进车之前先开空调让车凉快一会儿，最好是待在有空调的屋里，等等。

对于已经中暑的人我们也应该学会正确急救，帮助他人脱离危险。毕竟有些人不得不在烈日炎炎下为生活奔波，比如外卖小哥、建筑工人、快递员等。如果真的中暑了，怎么办呢？

第一，及时脱离高温环境。如果你发现有人在高温下出现头晕、脸蛋发红，整个人晕乎乎的，这个时候他可能还是轻度中暑，赶紧把他拉到凉快的地方（最好有空调），喝点水休息半小时。有条件的话，最好补充运动饮料或者电解质水。

第二，如果你发现此人已经开始出现抽搐、痉挛、昏迷、呕吐之类的症状，别犹豫，马上叫救护车。然后，同时把他移动到阴凉通风处，解去身上的衣物。想尽一切办法帮助他降温，比如凉毛巾、冰袋、开空调，等等。降温的速度将直接决定他能不能活命或者是否留下残疾，如果在2小时之内还是不能把体温降到38℃以下，那么他就真的要危险了。

第三，在患者昏迷的情况下不要掐人中，或者灌藿香正气水等危险操作。掐人中对于中暑没啥用，有些人一掐就醒是因为他压根儿就不是严重昏迷，你掐大腿也能醒，因为他疼啊。

强行灌水也可能会让昏迷患者出现窒息的危险情况。我们所能做的就是降温、看护，等待救护车的到来。记住了吗？

心肺复苏，真正的救命术

心肺复苏应该是每个人必备的技能，关于心肺复苏要提醒几点：

第一，在进行心肺复苏之前，一定要判断周围环境是否安全，还要判断人到底是不是心跳骤停。怎么判断？一摸，二看，三听。一摸就是摸他的颈动脉看是否有搏动。颈动脉在颈部两侧的凹陷处，一摸就能摸到。二看是看胸廓是否有起伏、有没有呼吸。三听是听有没有呼吸的声音。

第二，胸外按压时要注意按压的深度和速度。按压速度是每分钟 100 次，按压深度是垂直 5 厘米。如果是标准动作，一般普通人按压 2 分钟就很累了。如果你做完觉得还有力气，那就说明你的动作不标准，而且没有效果。在做按压的时候，手部不能弯曲，一定要绷直了才有作用。

第三，如果你平时看了科普和教程之后，一定要自己练练。不管是找个假人也好，还是找别人帮你也好，都是练手的方法。最直接的方法就是考非医务人员的急救证，否则要是真遇到需要急救的情况，你只能帮倒忙。

气道异物，海姆立克急救法能救命

气道有异物，千万不要用手抠或者是拍背缓解，不但无效，反而会造成更大的伤害。如果患者可以咳嗽、呼吸和说话，那就鼓励他咳嗽，告诉他上半身前倾，用力去咳，把东西咳出来。若患者完全无法发出声音或咳嗽，应该立即使用海姆立克急救法施救，并拨打120。

海姆立克急救法怎么做？对于成人，如果窒息者对你来说太沉了，或者是在飞机那种有限空间里，坐立位也可以，只要保证有足够实施动作的空间就可以。将其双腿分开，形成一个三脚架的形状。从背后搂住窒息者，把一只手握拳放在窒息者的腹部肚脐上方胃部的位置，也就是肚脐和胸骨之间，另一只手包住拳头，然后快速向内向上用力挤压腹部。动作路线类似于一个"J"——向内然后向上。挤压要快速有力，就好像你要把窒息者拉离地面一样。一个动作连续做5次腹部快速按压。重复这个动作，直到异物被排出。要注意的是，第一次用你的优势手。对于小孩，把他的脸朝下，放在你的手臂上，另外一只手手掌的掌根快速地敲击背部5次，一定要快速，干脆利落，然后把他翻到另外一只手臂上，观察有没有异物排出。如果没有的话，用食指、中指的指腹快速按压两侧乳头连线中点偏下一点的地方，按压5次，再看有无异物排出。这两组动作可以重复做，直至异物排出，孩子有哭声为止。

每个家庭都需要的健康呵护指南

最后再提醒一点，如果孩子被异物卡住，他能咳嗽，能发出声音，能哭闹，这时候千万不要用海姆立克急救法，否则会加重他呼吸道梗阻，使不完全梗阻变成完全梗阻，反而会帮倒忙。

洪水中，如何自救与如何救他人

如果遇到有人溺水，你必须在确保自身安全的情况下，再去救他。把溺水者先拉上岸或者移动到相对安全的环境，然后把他放平，头偏向一侧。首先要清理他的口鼻，看是否有泥沙、水草等异物。其次是观察他有无呼吸，判断胸廓是否有上下起伏，没有的话要给他做两次人工呼吸，同时观察他的反应。如果还是没有反应，也没有生命体征，触摸颈动脉是否有搏动，判断是否心跳骤停。若已经心跳骤停，应该立即开始心肺复苏。最后，有条件的话，可以使用自动体外除颤仪（AED），同时拨打120。如果溺水者没有发生心跳骤停，仍然有呼吸、有意识，这时千万不要进行心肺复苏，使其保持侧卧位，紧急拨打120，等待救援人员的到来。

切记不要把人倒挂控水，或者强行给他催吐吐水，大部分人溺水之后是会呛水的，会呛到气道里，但是不会太多。因为我们在呛水的过程中会形成喉痉挛，这种保护性反射会关闭声门，防止更多的水进入肺，但是随着时间的推移，这种反射会减缓甚至消失。如果等到肺里全是水，那么估计溺水者也早就死透了，再怎么救也没有用。所以，溺水千万不要倒挂控水，这样只会浪费时间，拖延复苏时间，大幅降低心肺复苏的成功率。

如果溺水者的身体出现划伤，有条件的话，可以用干净的清水先冲洗伤口，然后再用干净的布按住出血的部位止血。如果出现了四肢的离断伤，一定要在出血位置的上方进行包扎，防止出血过多。

溺水后，有一种特别错误的急救方法是扎手指和扎脚趾放血。这样不仅没用，而且会拖延最佳的抢救救治时间。

不过要记住，有一种出血是不能止血的，否则会使颅内压骤然升高，危及生命。这种出血是什么呢？是头部遭受重击后导致的耳朵眼流血，此时不建议止血。

冻伤后该怎么自救

冻伤后切记不要直接烤火，这会让血管快速扩张，让已经局部瘀滞肿胀的皮肤情况更加严重，这和扭伤是一个道理。正确的做法是把冻伤部位浸泡在 38～42℃ 的温水中半小时到一小时，直到冻伤部位的皮肤红润柔软，恢复了柔韧与活动的能力，然后立即擦干并继续保温。

　　　　　　　　　　每个家庭都需要的健康呵护指南

烧伤、烫伤后该怎么自救

烧伤的严重程度可根据患者受伤的深度和面积分为：一度烧伤、浅二度烧伤、深二度烧伤和三度烧伤。最严重的三度烧伤也被称为焦痂型烧伤，是指创面已经完全碳化干燥，没有渗出液，皮肤表面硬得就像皮革一样，针刺都没有痛觉。如果我们在生活中遇到了烧伤、烫伤该怎么办？记住五字口诀，即"冲、脱、泡、盖、送"，可以最大限度地减少烫伤之后的伤害。

第一步当然是灭火，并脱离火场。如有烧伤、烫伤，先拿凉水去冲伤口 20 分钟，这样可以减轻疼痛，也可以减少热力向深部组织传导。但是水流一定要适度，不能太强烈，否则有可能会把水疱冲破。

冲完之后，下一步就是脱——脱掉或者用剪刀剪掉伤口周围的衣物，注意动作要轻柔，千万不要暴力，因为伤口和衣物可能会粘在一起，暴力脱掉的话，容易把伤口弄破。

脱了衣服之后，可以再把伤口泡在冷水里大约半小时，这么做可以进一步减轻疼痛，稳定自身的情绪。但是，如果伤口面积特别大，就不建议泡了。如果有水疱，注意要保护水疱，不能弄破。

泡完之后，用一块无菌纱布盖在伤口上。如果没有无菌纱布，可以用干净的毛巾，或者软布来代替。但是千万不要用那种毛絮状的东西，比如棉柔巾，因为它有可能会跟伤口粘在一起，给医生的后期处理带来很大的困难。

最后一步就是送——送医院。

烧伤、烫伤后，这三件傻事千万不要干：

第一，在伤口处涂抹任何东西，牙膏、酱油、芦荟软膏等，这些不仅没用，反而会增加感染的概率，而且它们会使伤口颜色发生改变，影响医生后期的判断。

第二，水疱不要自行挑破。如果水疱特别大、特别疼，张力特别高，要挑破也是到医院由医生来处理。

第三，千万不要冰敷，冰敷可能会造成冻伤，使皮肤周围的血管剧烈收缩，加速组织损伤。

水银体温计碎了怎么办

水银体温计如果掉到地上碎了，正确的做法是：首先马上开窗通风，然后立即收集水银。怎么收集？打一个生鸡蛋，用棉签蘸一下裹上鸡蛋黄，然后拿棉签去蘸水银珠，放进装有水的瓶子里面。

因为水银的密度比水大，所以会稳定地待在水底不再挥发。千万不可用手直接去接触水银，最好将装水的水瓶用塑料袋包好，贴上标签，送交当地的废液管理人员或者环保部门处理。切记不要将水银倒入下水道中，否则水银渗入地下水中会造成污染。

一不小心肺漏气了怎么办

曾经有一则新闻说广州有位小伙子打了个喷嚏，突然胸闷憋气，喘不上气儿来，到医院一查，发现肺"炸"了，还流失了 2000 毫升的血，因为他发生了自发性气胸。

我高中的时候也犯过这种病，每次犯病都害得我半年上不了体育课。到了大三又犯了，后来就做了个手术。

这种病其实是叫自发性气胸，特别容易发生在瘦高体形的人身上，打喷嚏、剧烈咳嗽、打哈欠都容易诱发肺大泡破裂，气体释放出来，会把肺压住。第一次犯这种病时，是有可能自愈的；第二次再犯，复发的概率就大了；第三次又犯，就只剩做手术这一条路了。有这种情况的患者，平时应避免剧烈运动、劳累，避免用力排便，多食用易消化的食物，保持大便通畅。

救命时刻，千万别出错

救命时刻，这些千万不要搞错了。

1. 鱼刺卡喉时，千万别想着靠喝醋或者吞咽食物缓解，虽然有可能会把鱼刺顺下去，但是更有可能让鱼刺扎得更深，引起食道穿孔，甚至刺破主动脉。

正确的做法是：如果自己或者其他人能够看到鱼刺，可以用干净的小镊子把鱼刺小心地取出来。如果看不见，立刻去医院耳鼻喉科找医生取出来。

2. 流鼻血时，仰头或者抬胳膊，不仅止不了血，而且有可能把血液误吸入气道，导致窒息，甚至危及生命。

正确的做法是：要身体前倾，稍低头，捏紧鼻翼，张口呼吸，持续压迫至少5分钟。若10分钟之后出血还不能止住，就应立即就医。

3. 关节扭伤后，千万不要立即热敷。热敷可以使血管扩张，会使出血量增多，受伤的地方就会更肿。

正确的做法：一是停止活动的伤肢，有条件的话采用八字包扎法固定；二是抬高患肢，使之高于心脏水平，能减轻水肿充血；三是冷敷，可以减少受伤处的血液循环。只有在48小时以后，也就是急性损伤期过了之后才可以热敷。必要的话，最好去医院拍个片子，做明确的诊断。

4. 癫痫发作时，往患者嘴里塞东西防止咬舌或强行撬嘴，都可能会损坏患者的牙齿，导致患者吸入异物造成窒息。

正确的做法是：当患者抽搐时，旁边的人应该把障碍物清除，比如清除打翻的玻璃，远离马路等，防止患者摔伤或碰伤。

抽搐的人不会咬到自己的舌头，而是会往后缩，旁边的人

　　　　　　　　　每个家庭都需要的健康呵护指南

只需要记录抽搐的时间，安安静静地看着他抽搐，不需要强行约束他。停止抽搐后，让患者平卧等待其清醒。如果患者受伤了或者停止呼吸了，或抽搐持续了 5 分钟还没有停止，那么立即拨打 120。

5. 划伤、刺伤后，绝不是随便贴个创可贴就可以了。尤其是小孩子手指受伤时，大人经常会把创可贴贴得太紧，导致小孩子手指缺血。较深的伤口还有可能会增加破伤风感染的风险。

正确做法是：第一步先评估伤口是大是小，创面是浅还是深，干不干净等。第二步就是清洗，最好用干净的流动的水冲洗，再用肥皂水接着清洗，有条件的可以用碘伏消毒。第三步是看需不需要包扎。只有干净且浅表的小伤口可以不去医院处理，消毒后把创可贴贴上就好。但是如果伤口偏深，不要包扎，消毒后应开放创口；如果致伤物很脏，要去医院打破伤风抗毒素；如果伤口出血量大，流血不止，可以用干净的衣物覆盖包扎后尽快去医院处理。

6. 当头部受到重击后，如果两个耳朵鲜血直流，或者血液中伴随着透明液体，千万不要擅自止血堵住耳朵。因为头部受重击后可能发生颅内出血，盲目堵住耳朵可能会把血堵在颅内而增加颅内压，还可能会导致颅内感染。

正确的做法是：第一时间拨打 120，并且不堵住耳朵，可以让血流出来。

家庭应急包包含哪些东西

被火烧过的人是什么样？记得我在急诊科轮转学习的时候，第一天就遇到了一起重度烧伤病例，那人烧得像木炭一样黑，一眼看过去已经没有一块皮肤是好的了，护士连扎针的地方都找不到。这个患者全身烧伤面积达到60%，虽然最后命保住了，但是面部五官严重变形，十根手指只剩下四根。

现在想想，如果他身边能有一个灭火器，或者有一个灭火毯披在身上，他可能也不至于伤成这样。但是没有如果，意外随时发生，危急关头时钟的每一次摆动都是我们与死神的较量。建议大家都做好医疗应急物资储备，当出现意外时，就不至于那么惊慌失措，应付常见的小伤小病也能得心应手。

家庭应急包里都要配什么急救用品呢？最基础的是要有避险逃生用的手摇式充电手电筒，还有可以呼救的救生哨。突发火灾的时候要用到的呼吸面罩、灭火毯、逃生绳。火灾发生时戴上呼吸面罩，可以避免吸入有毒气体和防止高温烫伤头部。如果楼道火势太大，可以用逃生绳从窗户逃生，用灭火毯扑灭小的火源，披在身上也可以避免烧伤。这三样东西是火灾发生时的救命神器，家里一定要有。万一不幸遭遇火灾，重大意外伤害，先拨打消防与救护电话，然后在等待的时间里，用上储备的物资，能帮咱们挺到救援人员赶来。

另外，医疗急救包里还应该必备碘伏棉棒、酒精棉片、急救绷带、退热贴等。如果碰到日常的小磕小碰，比如扭脚、割伤、烫伤等，我们自己在家就可以第一时间正确处理。当然，临危不乱的心理素质也是我们需要具备的。

意外发生后，不要自作主张，或是听信网上的一些谣言胡乱给别人或者自己医治，而是应该尽快就医。对于脑外伤、骨折的病患，不要随意搬动，最好原地救治。

平时要注意积累基本的急救知识，多看科普，正确判断病情的缓急程度。最后，时间就是生命，当下一定要就近就医，不追求名医、大医院，等病情相对稳定的时候再考虑转院。

传染病的预防

痢疾：这种拉肚子非同寻常

有次我高热，拉肚子，一天拉了十次，到医院去检查血常规、便常规，发现是痢疾。

什么是痢疾？简单来说，就是由志贺杆菌引起的急性肠道感染。痢疾比普通的拉肚子严重多了，主要的特征是高热、黏液脓血便和"里急后重"。"里急后重"的意思就是感觉肚子很不舒服想上厕所，总有便意，但是又没办法一泄为快，总是感觉排便不尽，其实这是一种直肠的刺激症状。

大部分痢疾是不洁饮食引起的，通过喹诺酮类药物治疗非常有效。我们平时怎么避免与预防痢疾？除了做好手部消毒之外，平时要多补充点儿益生菌，比如多喝酸奶，尽量减少在外面吃饭的次数，毕竟在外面吃饭多了就容易中招儿，比如我。

如何分清脚气和脚臭

很多人分不清楚脚气和脚臭，其实它们之间没有必然的联系。比如，你老公脚臭不一定是得了脚气，很可能就是单纯的臭。

脚气一般由真菌引起，典型的表现是会发痒、长小水疱、脱皮，但是不怎么臭。当然如果脚趾缝有糜烂发白的情况，那就有可能会有酸臭味。对于脚气，需要使用抗真菌的药物治疗，坚持4周就会有好转。

单纯的脚臭一般是因为脚汗比较多，细菌繁殖分解引起的臭味，通常只需要勤换鞋袜，勤洗脚，穿透气一点的鞋子，注意卫生就可以了。

很多人不信医生的治疗方案，而是信朋友圈里的那些买醋、盐来泡脚就能治脚气的说法，但这些方法不但没什么效果，还可能会加重感染。醋虽说有一点抑制作用，但如果你的脚有糜烂、裂缝，可能会被酸性刺激得发红发肿，甚至感染。得了脚气就正规治疗，洗完脚用联苯苄唑喷雾喷一喷，整个脚、鞋子、袜子也都喷喷，消消毒，坚持4周就可以，别再乱用什么偏方了。

嘴上起簇状水疱，请不要随便亲吻小婴儿

很多人嘴上起过小水疱，大多认为可能是上火而已，其实这事没这么简单。当我们长时间劳累或者免疫力低下的时候，嘴上可能会长水疱，或集合成一簇大水疱，在医学上叫单纯疱疹，它是由疱疹病毒感染引起的，一般在身体免疫力低下的时候会乘虚而入。

虽然这种单纯疱疹是自限性的，自己可以消失，但如果不处理，下一次复发的概率是很大的。单纯疱疹是由单纯疱疹病毒感染引起的，你可以选择口服阿昔洛韦或者是泛昔洛韦治疗，然后外涂喷昔洛韦乳膏 5 天，彻底治愈才有可能保证下一次不复发。否则下一次着凉、劳累、免疫力低下的时候，还会复发。

如果你被诊断为单纯疱疹了，那么切记，千万不要随便亲吻小婴儿或者是新生儿。嘴上起个泡，对于成人来说不算个事，但是对于小婴儿或者新生儿来说，有时候却是非常危险的，轻则嘴上起了水疱，重则导致脑膜炎和脑炎。

得了带状疱疹，千万不要接触孩子和孕妇

有一种病疼起来要人命，被医学界列为三大疼痛之一，大家知道是什么病吗？没错，它就是带状疱疹，俗称蛇缠腰，也

叫转腰龙。而且得了带状疱疹之后，不要去接触孕妇和孩子，以及一些免疫力低的人，因为可能会传染。

带状疱疹大多出现在我们的前胸或者后背，水疱沿着周围的神经成群分布，但不跨过身体的中线。带状疱疹有时候和单纯疱疹比较像，要注意鉴别。如果有了这些表现，一定要及时到医院去看。得了带状疱疹不要去挠、去抓，如果不及时治疗，就容易留下一些后遗症。

怎么治疗呢？除了吃抗病毒药、止痛药等，也可以吃一些营养神经类的药物，比如甲钴胺、维生素 B_1、维生素 B_{12}。注意：千万别接触孩子和孕妇，这容易传染他们出现带状疱疹或者水痘（儿童一般会出现水痘，引起疾病的病毒都是同一种病毒）。

得了流行性腮腺炎，可能会不孕不育

有对夫妻不孕不育，来医院做检查，发现是丈夫在童年时得的一场病惹的祸。这位丈夫小时候得过流行性腮腺炎，这种病传染性非常强，得病之后，脸颊一侧或者双侧腮腺会肿胀，还可能会出现各种并发症，比如脑膜炎、胰腺炎等。大约 15%～30% 的[1]有腮腺炎的男性会合并病毒性睾丸炎及附睾炎，

---

[1] 参考数据来源：uptodate 临床顾问，《流行性腮腺炎》章节。

除了睾丸会有疼痛感，还可能会造成睾丸萎缩，影响精子。而女性与男性相比，虽然很少因为流行性腮腺炎而导致不孕不育，但是仍然有5%的青春期后流行性腮腺炎女性患者会发生卵巢炎，症状为下腹痛、发热和呕吐。

虽然这位丈夫在进行性生活时完全没有问题，却失去了精子的功能，甚至彻底没了精子。还好现在有了腮腺炎病毒疫苗可以避免这种情况的发生，大家千万别忘了给孩子去接种预防。

被外观健康的狗咬了要不要打狂犬病疫苗

有人说，被外观健康的狗咬了，不用去打狂犬病疫苗，这是完全错误的说法。外观健康的狗也有可能会携带狂犬病病毒。我见过因为被外观健康的狗咬了，不去打狂犬疫苗，导致狂犬病发病的病例，狂犬病发病后死亡率几乎是100%。

狂犬病病毒会通过破损的皮肤到达人体的黏膜，在黏膜上黏附繁殖并到达神经末梢，神经纤维像一条高速公路一样，会带着病毒一路狂飙，到达脊髓、脑干，最后一命呜呼。只有被家养的宠物咬到，而且必须是有明确记载2次以上有效接种史的宠物，患者才可以使用十日观察法，不去接种狂犬病疫苗。

股癣反复发作，千万不能挠

有些朋友的大腿根总是奇痒无比，忍不住想去挠，但是因为位置又比较特殊，只能在没人的时候抓两下，感觉就像守着一个不可告人的秘密行走在人世间。但是，最好还是不抓为妙，为什么呢？

如果大腿根、腹股沟这些地方长了红色的斑片，像地图一样，边缘很清晰，还很痒，那有可能是股癣，属于真菌感染，而且有传染性。如果你得了股癣，来回挠抓只会导致越长越多。

那该怎么办呢？用抗真菌的药物去喷，一是止痒，二是杀真菌治股癣。比如，联苯苄唑喷雾或特比萘芬乳膏，每天早晚各喷一次，止痒比较快。但要注意，股癣很容易反复发作，所以好了之后也不能立刻停药，要继续用 2 周巩固效果，把潜在的真菌也杀灭掉。

为什么男同性恋容易发生艾滋病传播

据统计，2010—2018 年，每 100 名有男男性行为的男同性恋中就有接近 6 个人会感染艾滋病，这是一个惊人的数字。其中大学生是被广泛关注的群体，占比不在少数。为什么男同性恋这么容易感染呢？

原因一，男男性行为。男男性行为以肛交为主，那么接触摩擦的部位黏膜组织为腺上皮，和你的胃黏膜组织有点类似，所以来回剧烈的摩擦就比较容易破损和出血。这个时候如果血液直接接触，HIV 传播畅通无阻，再加上各种分泌物强强联合，就营造出了感染率比普通人高出 100 倍的效果。

原因二，因为男男性行为不会怀孕，同时使用安全套会引起身体或者心理的不适等，这就造成男男的性行为安全套的使用率极低，所以不采取安全措施也是一个很大的原因。当然，对于男男性行为，口交传播可能也是主要的方式之一。如果健康者口腔中经常会有牙龈出血、口腔溃疡等小伤口，同样可以成为 HIV 感染的一个途径。

当然，你其实也有后悔药可以吃。如果你发现或者怀疑自己染上了艾滋病，可以去当地的疾控中心咨询，也可以去有艾滋治疗的医院或者传染病医院去做相应的检测检查。医生会根据你的情况开具 HIV 阻断药，这个药在 72 小时之内吃有效，越早越好，连续吃 28 天可以大大降低感染的概率。

话说回来，与其说吃后悔药，倒不如做好预防，清楚地认识到艾滋病的危害。以下常识你需要知道：

1. 洁身自好，别给自己增加感染 HIV 的风险。大多数感染艾滋病的人，仅仅从外表是看不出来的，检测是唯一的途径。

2. 蚊虫叮咬不会传播艾滋病。

3. 艾滋病不会通过日常接触传播，比如拥抱、共餐等。

4. 不管是什么类型的性行为，都要使用安全套。

5. 艾滋病是有窗口期的，大概是 28 天，在窗口期有可能查不出来。

6. 不要借用或者共用牙刷、剃须刀、刮脸刀等私人用品；不要擅自输血和使用血制品，而是要在医生的指导下使用。

7. 感染艾滋病后不会马上死掉。首先，你可以在感染后最开始的 72 小时之内用上面说的阻断药。其次，即使得了艾滋病，也不意味着人生从此就完了，因为艾滋病是可以用药物控制的，有些人可能终身不会发病。

8. 艾滋病早期可能是没有任何症状的，艾滋病从感染到出现一些症状或者体征时间短则数月，长则可以达到 15 年之久，平均时间也有 8 ～ 9 年。

体检，早一点再早一点

早上做空腹检查可以喝一点水吗

有时候去看病的当天需要做一些空腹的检查，不能吃饭、喝水，但是有的患者早晨有一些必须吃的药需要喝一点水，对于这种情况，应该怎么办呢？其实，经过数小时的睡眠，人类机体的血液处于相对浓缩的状态，而我们绝大多数的血液检测，都是以这个状态为标准的。如果喝水之后检查，按道理讲，水是会稀释血液的，那么检测结果的参数就有可能受到影响。

成年人的有效血量大概在四五千毫升，如果我们饮水量过少，对于血液的稀释效果不大。所以从这个角度看，对于吃药，微量、少量的饮水，其实对血液检验的参数影响不大，但是大量饮水就会有一些影响了。那么，药物本身对检查结果的准确性影响大吗？其实，只有极少数的药物对血液检查的结果有影响，大多数的药对血液检查结果没有影响，或者影响很小。

普通胃镜和无痛胃镜有什么区别

很多朋友问我，普通胃镜和无痛胃镜之间有什么区别。他自己想做胃镜，但是又怕疼，怕不舒服；想做无痛胃镜，又怕麻醉有风险。普通胃镜和无痛胃镜之间有没有安全性和检查准确性上的区别呢？

咱们先说说普通胃镜是咋回事。胃镜是一个长的、细的、软的镜子，像小指一样粗细。屏幕前端有光源和小的摄像机，通过摄像机，医生可看到胃的内部。无痛胃镜就是需要有麻醉医生给你全身麻醉，这样你就可以在不知不觉中完成检查，等检查做完了你就醒了，自然不会感觉到疼痛或不舒服。但是，麻醉医生会在检查前评估你是否有麻醉禁忌证及麻醉药用量，而且在检查过程中，他会调整麻醉药的用量，以保证你在检查中不会苏醒。检查完之后，你会快速苏醒，不会睡得太久，所以也不用担心会一睡不醒。

所以，这两者的主要区别是一个会有不舒服的感觉，另一个完全没有感觉；而且无痛胃镜预约需要的时间更长，价格也会更贵。因为需要麻醉医生和消化科医生同时配合，所以预约这种检查会比较困难，时间会比较久，技术含量也比较高，花费自然就比较高。

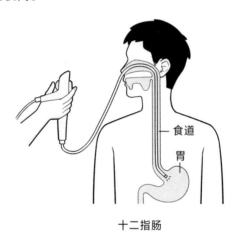

食道

胃

十二指肠

胆红素升高代表肝脏出现问题了吗

胆红素的升高，能够反映肝脏的问题，能够判断胆道是否梗阻、胆囊是否有问题。但是，如果只是升高一点，那就不必担心，大多是熬夜、疲劳或者是月经过多导致的生理性的升高。

人的总胆红素正常范围是 0 ～ 26 μmol/L。如果你发现胆红素只是升高一点点，对身体不仅无害，可能反而有益，为什么？因为它里边含有一些抗氧化作用的物质，可能会对心脑血管起到保护的作用。但是如果胆红素升高了一两倍，就说明出现了问题。

有些病为什么做了体检却查不出来

体检只是去发现疾病，并不能预防或者治疗疾病，这点要搞清楚。体检只是为了发现我们自己感觉不到的一些身体异常，比如说血脂高了，血压高了，早期的肺癌等，往往都是靠体检发现的，这就是体检的意义。

有些人说为啥我体检查不出来肺癌？那是因为我们大部分做的都是普通的胸片而非胸部 CT。另外，大多数人参加的单位体检都是一些基础体检，基础体检只包含三个类别的检查：专科查体，内科、外科、妇科、影像学的检查，也就是心电图、胸片、腹部 B 超。有的单位为了省钱，甚至都没有化验检查，像血糖、血脂、血常规、尿常规，这些检查对于筛查癌症帮助很少。

其实任何地点、项目都不能 100% 地筛查出所有早期癌症，而且实际情况下，有些癌症的发病率并不高。

体检查出这些病，根本不需要治

查出这 9 种病，大多数情况根本不需要治。

1. 宫颈糜烂。其实，这只是医学史上一个命名的失误。宫颈糜烂大部分属于正常的生理现象。

2. 骨刺。骨刺就是骨质增生，是人体的一种自我保护反应。如果生活中并无不适症状，不痛不难受，就不用紧张。但如果因为骨刺引起了骨性关节炎，那就另当别论了。

3. 乳腺增生。一个体检报告下来，10个女性里有8份报告上写着"乳腺增生"。乳腺增生并不会增加乳腺癌的发病率，也不会导致乳腺癌，更不用吃什么药。

4. 盆腔积液。几乎每个女性都会有不同程度的盆腔积液，一般都在3厘米以下。3厘米以下可以视为正常范围，如果没有其他不舒服的症状，是不需要治疗的。

5. 肝囊肿。肝囊肿大多是从娘胎里带的，并且生长非常缓慢，多数人没什么感觉，有些人甚至一辈子都不会发现。一般5厘米以下的肝囊肿是不需要药物或手术治疗的，只需要定期随诊观察。

6. 心脏早搏。早搏一般是良性的，大多数单纯的早搏不用太在意，偶尔出现心慌或者心脏"咯噔一下"，不用太过紧张。除非你24小时早搏次数大于1万次，或者症状特别严重，影响到你的日常生活，就需要及时就医。

7. 左心室舒张功能减低。其实这根本不能算是疾病，很多人做心脏超声能查出来。说白了就是，你心脏用久了，老化了，就像汽车发动机，开了10万公里的，能跟新的比吗？

8. 肝血管瘤。肝血管瘤是生长在肝脏的肿瘤，妥妥的良性，别发怵。大部分患者都不会有症状，少数患者会恶心、食欲不振和肝区不适等，临床上小于 1.5 厘米的肝血管瘤根本不用管。如果大于 5 厘米，要每年定期复查。

9. 浅表性胃炎。胃镜报告中的很多"慢性浅表性胃炎"，只是功能性消化不良或非溃疡性消化不良，并不是胃黏膜真的有了慢性炎症，完全不需要治疗。平时养成规律良好的饮食习惯，别暴饮暴食。

用药误区

红霉素软膏不是万能药

两块钱就能买到的红霉素软膏，在我们的生活中经常用到，但它不是万能药。以下这些错误用法，我来挨个纠正：

错误用法之一，口角炎。发生口角炎感染，多是白色假丝酵母菌引起的，这是真菌感染而非细菌感染，即使有细菌感染，也是用莫匹罗星软膏，而不是红霉素。

错误用法之二，鼻出血。红霉素软膏的说明书明确表明禁用于眼、口、鼻等黏膜，因为一旦吸入肺里，引起间质性肺炎，后果会非常严重。

错误用法之三，祛痘淡斑。虽说红霉素可以用于治疗痤疮，但是痤疮丙酸杆菌对红霉素存在耐药性，因此受到越来越多的限制；用红霉素祛痘淡斑更是没道理。

错误用法之四，肛裂痔疮。红霉素软膏对于治疗痔疮没有任何优势，想要预防感染，经常清洗肛门即可，必要时可以用高锰酸钾坐浴。

红霉素软膏是抗生素，主要作用是抗菌消炎，长期使用可能会产生耐药性，导致等到身体真正需要用药的时候，会被逼到无药可用的地步。切记，如果病情需要用抗生素软膏，那么建议选择没有系统性耐药风险的夫西地酸乳膏或者莫匹罗星软膏。

不要被"感冒神药"抗生素迷惑

抗生素这一类"感冒神药"坑了大家 30 年，到现在还有人一感冒发热或者嗓子疼，就想着吃点抗生素，要不然心里不踏实。大多数的感冒和上呼吸道感染都是由病毒引起的，吃抗生素只对细菌有用，对病毒无用。滥用抗生素的危害很大，主要有三点：

一是耐药，滥用抗生素会催生一些免疫各种细菌的耐药菌株，也就是超级细菌。当你发生严重的细菌感染时，有可能使用什么抗生素都不好使了。

二是敌我不分，抗生素在杀菌的时候不分好坏，会连同肠道内的一些有益菌一起消灭掉。人体免疫系统 80% 建立在肠道内益生菌平衡的基础之上，所以抗生素会破坏免疫系统。

三是不良反应，抗生素对肝肾功能的损害就不多说了。对于儿童，尤其是携带耳聋基因的儿童，如果使用庆大霉素或丁胺卡那霉素，会导致耳聋。可怕的是，携带这一类基因的儿童并不是少数。而服用喹诺酮类的抗生素会影响孩子的生长发育，导致孩子无法长高。

如果你真的被细菌感染了，也不要上来就输液，先口服抗生素，这样才能锻炼你的免疫系统。

有种家中常备感冒药服用需慎重

感冒药可不能这么吃！我以前碰到过一个患者，是一个 22 岁的女学生，吃了很多感冒药导致肝衰竭。刚开始她只是全身乏力，工作没精神，后来她发现自己的皮肤变黄，开始以为是因为没休息好，后来发现眼睛也变黄了，于是她就来医院看病。皮肤变黄，白眼球也变黄的患者绝大多数都是肝脏出了问题，医学术语叫黄疸，但是这个女学生很奇怪，很年轻就肝脏出问题了，为什么会这样呢？

原来她一周前得过感冒，自己迷迷糊糊地先吃了对乙酰氨基酚片，后来又吃了一些感冒颗粒。问题的关键就是，她用对乙酰基酚片和感冒颗粒这两种药过量了，导致了肝损伤。这两种药物的主要成分都是对乙酰氨基酚。目前，国内外指南建议每天服用对乙酰氨基酚的量不要超过 4000 毫克。比如，大家常用到的泰诺，它的对乙酰氨基酚含量是 325 毫克 / 片，一天服药不能超过 4 片；感冒颗粒的对乙酰氨基酚含量是 250 毫克，如果两种药物联合使用，会超过 500 毫克。如果一天吃好几次或吃好几片，碰到肝功能本来就不好的，那就很容易引起肝损伤[①]。

后来经过检查，她的肝功能非常差，转氨酶已经达到 9000 U/L 了，而正常值是 0 ～ 40 U/L。而且她的胆红素也明显升高，最后女孩没有挺住。

如果她看了说明书，知道两种药不能一起使用，或者在剂量不超过说明书的安全使用范围内使用，可能后面就没有一系列的事情发生了。对乙酰氨基酚很常用，可以治疗发热、感冒，所以大家也不要因噎废食，一定要注意阅读剂量说明书。

家中常备药原来有些已经被淘汰了

快看看家里面有没有这 5 种常备药，如果有，最好慎用或是用别的药代替。

---

① 参考文献：*Ann Intern Med.* 1986;104(3):399;Hepatology. 1995;22(3):767。

第一，安乃近，相信很多人都用过这种"退热神药"，我小时候就用过。但是这种药在国内外已经造成很多严重不良反应和死亡案例，所以稍微有点常识的医生都知道，很多国家已经禁用安乃近了。连兽医都不给动物使用，怎么还能给孩子用？

第二，利巴韦林，也叫病毒唑。听名字感觉它很能抗病毒吧？实际上并非如此，它的应用范围很窄，对我们常见的病毒感冒（冠状病毒、鼻病毒、副流感病毒）并不起作用，它只对呼吸道合胞病毒有效。相反，它有明确的致胎儿畸形副作用，所以孕妇禁用。

第三，复方甘草片。在我们固有印象中，复方甘草片为止咳化痰常用药，但实际上其成分中主要起镇咳作用的为阿片粉，和鸦片一样都是从罂粟壳里提取出来的，有成瘾性，连续服用可形成药物依赖。其另一主要成分甘草酸，有造成血压升高、低血钾症、浮肿等症状的风险，尤其是对于已有高血压的患者而言，这并不是一种足够安全的药物。

第四，维 C 银翘片。以前很多人家里都有维 C 银翘片，感冒了，嗓子疼，吃点维 C 银翘片就行了，这似乎已经成为很多人的共识。但是，维 C 银翘片也因为制作工艺方面出过不少安全问题。早在 2013 年，香港卫生署就呼吁不应服用维 C 银翘片，该产品可能含有多种未标示及已被禁用的成分，服用后可能危害健康。虽然现在并没有被禁用，但是也没必要冒风险用它，对于感冒还有很多其他药可以用。

第五，牛黄解毒片。可能很多人都吃过，嗓子一上火，或者身上哪个地方一上火，就总想吃这个药败败火。我还特意问了一下我认识的一个中医医生。其实，它的药品说明书里明确表示含有雄黄成分，摄入过多可能导致砷中毒，或增加婴儿死亡率、自然流产率、死产率和早产率，所以婴幼儿、孕妇、哺乳期妇女是不能用的。另外，这种药成人也不能长期吃，因为也有连续服用半年发生砷中毒的报告。

以上这些只是被淘汰药物中的冰山一角，所以说咱们大家用药还是需要谨慎，一定要在专业的医生指导下，遵医嘱使用药物。千万不要轻易相信网上的一些所谓的说法，因为有一些说法确实不可靠，没有什么依据。

如何看出药膏里是否含有激素

如何一眼看出药膏里是否含有激素，记住这11字的口诀：一看"松"，二找"耐得"，三寻"他索"，带有这些字眼的药膏很有可能是含有激素的。这些药膏不是不能用，而是自己别乱用，也别长期用，一定要听医生的话。

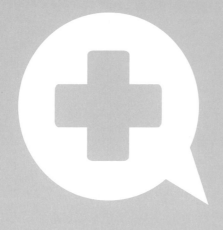

Part **3**

科学饮食
更健康

如何做到科学饮食

不吃早餐对健康的影响有多大

我发现像我一样岁数的年轻朋友，多多少少都有不吃早餐的习惯。可能是因为工作忙，生活节奏快，或者是周末想睡个懒觉等，就错过了早餐的时间点。

但不吃早餐可不是个好习惯。早上起来我们的胃会分泌很多胃酸和消化酶，它们就像拆迁队，如果你不吃早餐，就没房子可拆，只能拆墙了。这时消化酶就会消化胃黏膜，长此以往，就会导致胃溃疡或者十二指肠溃疡，甚至还有发生胃癌的可能。

不吃早餐还有不好的地方，就是它会使胃结肠反射失调。

简单来说，胃结肠反射就是促进排便的，长期不吃早餐可能会导致便秘，所以吃早餐很重要。

> 最后，再提醒一下各位年轻的朋友，现在胃癌发病越来越年轻化。年龄过了 30 岁后，最好定期去做胃镜，看一看自己的胃的情况，这绝对是有好处的。

抗性淀粉会让你光吃不胖吗

怎样吃才更健康不长胖？这里不得不提抗性淀粉。这种物质很难在小肠当中被消化吸收，会直接到大肠变成可发酵的膳食纤维，作为大肠有益菌的这种粮食还会产生短链脂肪酸，短链脂肪酸可以有效地抑制有害细菌，还能帮助控制血脂水平。像天然的全谷杂粮，比如淀粉、豆类、薯类等都含有抗性淀粉。

咱们平时经常吃的精加工的米饭、馒头、面包等都没有抗性淀粉，而且这些食物中的膳食纤维也都被加工没了，所以通常人体对它们的消化吸收率非常高，如果经常吃很多这样的食物就容易长胖。所以，全谷杂粮和精加工的米面要搭配在一起吃才更健康。

如何正确补充胆固醇

作为一名正经的心外科医生，我一直纳闷一件事，就是现在网上很流行说鸡蛋吃多了不好，因为里面含有很多的胆固醇，对身体不好。其实像心外科术后的患者，我们都鼓励他多吃点鸡蛋，鸡蛋是有胆固醇，但是它还有其他很多的营养物质，况且胆固醇并不是个坏东西。

胆固醇是一种身体必需的重要元素，用以合成细胞膜、维生素 D、荷尔蒙等。因此，我们必须有足够的胆固醇才能维持机体的正常运作。人体内有 70% 的胆固醇是由自身合成的，只有 30% 是由食物提供的。

当我们的机体机能正常，也没有任何慢性病时，身体会自我调节体内胆固醇的含量。也就是说，当我们食用高胆固醇的食物时，身体会自动控制吸收量，并且合成少量的胆固醇。相反，如果我们食用的胆固醇含量很低，那么身体就会合成更多的胆固醇。

所以说，胆固醇没有那么可怕，它只是一个身体必需的营养元素而已。

对于胆固醇，我还想说以下几点：

第一，健康人群吃鸡蛋黄并不会直接导致体内胆固醇升高。

第二，只要身体的胆固醇代谢正常，没有"三高"困扰，每一个全蛋对人体都是非常好的，偶尔吃两三个也不要紧。

第三，肝肾功能有问题的人群，需要咨询医师意见后决定摄入鸡蛋的数量。因为鸡蛋含有丰富的蛋白质，过多的蛋白质会加重肝肾的负担。

第四，代谢胆固醇的能力天生就弱，或者合成胆固醇量多的人群，避免摄入大量的胆固醇。

第五，如果你本身已经患有冠心病、2型糖尿病或者有饮食不良的习惯，要更加小心食用蛋黄或者其他的富含胆固醇的食物。

第六，吃鸡蛋的方法也很重要，重油、重盐的烹饪方式会让健康的鸡蛋变得不健康。

这种蔬菜的蛋白质含量媲美肉类

有一种平时我非常喜欢吃的蔬菜，它的营养价值很高，那就是毛豆。毛豆是唯一一种同时含有八种必需氨基酸的蔬菜。必需氨基酸是人体不能合成的，要从外界摄取，所以尤为重要。

毛豆中还含有大量的蛋白质，可以和牛羊肉媲美，大量的膳食纤维不仅能够改善便秘，而且还能够降低胆固醇，毛豆当中的卵磷脂是大脑发育不可或缺的营养之一。除此之外，它还含有钾、镁、铁这些微量元素，B族维生素、维生素C等这些营养物质，所以说毛豆的整体营养价值还是非常高的。你下次吃烧烤的时候，别忘了点一盘花生毛豆。

素食养生可取吗

如果你因为饮食习惯、信仰、心理等因素而吃素，那么我尊重你的选择。但如果你是为了养生、为了健康，而提倡长期吃素、严格素食，那么作为医生，我就必须讲一讲里面的道理。

为了健康而长期严格素食毫无科学依据。虽然素食中有很多营养素对我们的身体健康很重要，但缺乏动物蛋白、欧米伽脂肪酸、胆固醇、维生素 B_{12} 等重要物质。长期的严格素食可能会给身体带来贫血、骨质疏松、免疫力低下、内分泌紊乱等问题。

吃素也并不能抗炎。素食可以分为全素、蛋素、奶蛋素好几种，全素是最不健康的，但是任何一种都不如荤素合理搭配这样的均衡饮食更健康。我们不要走极端，其实"合理"就是在中间的状态。有些特殊人群有营养师帮忙把控营养均衡，买昂贵的膳食补充剂来弥补素食带来的营养素缺乏，可以尝试，但大部分老百姓没有这个条件，没有这个辨别能力。那些推崇严格素食的人就是在害人，是在洗脑。

食用油可以反复使用吗

之前我在网上刷到过一款滤油器，它的机制就是把烹饪过的食用油再过滤一遍，过滤掉残渣，变成一种新的油。这种机器看似很实用、很节省，但是我不建议大家去用。高温烹饪过的食用油里会产生苯并芘、反式脂肪、二噁英、多氯联苯和多环芳香烃等二百多种有害物质。苯并芘是一级致癌物，致癌性很强；反式脂肪酸对心血管伤害很大。咱们平时炒菜做饭并不会释放太多这种有害物质，所以大家不用担心。

但是，如果反复使用高温烹饪过的食用油，这些有害物质就会慢慢积累，会对身体造成伤害。例如，某些不规范路边摊的油炸食品的食用油难免多次反复使用，或者是经常吃炸焦的食品，长期必然对身体健康造成伤害，所以尽量不要选择吃这类食物。除此之外，我们在家做饭也不要为了节省而选择重复使用过的油。

暴饮暴食，小心胰腺炎找上门

记得我在实习的时候轮转消化内科，有一天晚上，ICU 收了一位患者，是个 20 多岁、体形很胖的男性。我的上级医生跟我说，这是他第三次住院了，三次都是因为急性胰腺炎。

急性胰腺炎的诱因大多是暴饮暴食，大量饮酒，或者是喜欢吃特别油腻的食物。这位患者来医院的时候，甘油三酯含量已经高达 52.1 mmol/L，正常值一般是 1.7 mmol/L 以下，他已经超出正常值 30 倍了。

后来我询问他的病史，患者回答说自己经常因为急性胰腺炎住院。这一次，他早就有预感要犯病了。他说来医院的前一天，就觉得胃不舒服、腹痛，而且后背还有一点疼。他一琢磨，很可能是又犯病了。他想，一犯病就得住院，一住院就要禁食禁水不能吃喝，这多惨！干脆再奖励自己一顿吧。于是，当天晚上他就吃了一顿羊蝎子火锅，吃得还特别饱。

我一听，他真是不拿自己的命当回事，尤其是有急性胰腺炎的人，像这么吃可是非常危险的。烧烤、火锅味道固然诱人，但还是要适度。毕竟荤素搭配，合理饮食才是永恒不变的健康法则之一。

咖啡喝多少合适

记得我上学期间，解剖学考试前熬夜复习，在宿舍一口气泡了六杯速溶咖啡，本来想靠咖啡提神挑灯夜战，但是喝了之后我就觉得脑袋发涨，心慌意乱，搞得我无法集中精力，只好躺在床上熬到天亮，一晚上心脏都一直在狂跳，结果导致第二天考试考得不太理想。

饮用咖啡和健康之间的关系有很多种说法，有的人说自己喝咖啡会手抖，有的人说喝完会冒虚汗，也有的人说喝咖啡会心慌、心跳加快。那么，喝咖啡对于身体有好处吗？喝多少算合适呢？咱们先说答案：有好处。在《新英格兰医学杂志》上发表的一项研究中做了详细的解释：

第一，每天喝 3 ~ 5 杯咖啡，可能对我们的心血管有好处，因为咖啡与心血管疾病的风险降低有关。

第二，对肝病和结石可能有帮助。咖啡因有助于预防肝硬化和肝纤维化，咖啡的摄入和肾结石以及胆结石的风险降低有关。

第三，改善肥胖和 2 型糖尿病。咖啡因摄入对调整体质有利，还和 2 型糖尿病风险的降低有关。

第四，提高预期寿命。每天喝 2 ~ 5 杯标准杯咖啡，可能会降低总死亡风险。

但是每个人对咖啡的敏感程度不一样，代谢速度也不一样，有的人喝再多也没事儿，有的人可能喝一杯就不行。喝多少才合适呢？

如果你喝完咖啡出现失眠、焦虑、抖动、胃不舒服、心率增快、头痛、恶心、烦躁不安等症状，就说明已经超量了。对于健康的成年人来说，FDA 建议每天不超过 400 毫克，相当于 2 ~ 3 杯普通杯的美式咖啡，或者超大杯拿铁，再或者 5 杯意式浓缩。

什么人不能喝呢？孕妇和哺乳期女性尽量不要喝咖啡。部分研究表明，过量摄入咖啡可能增加早产、流产概率，或者通过喂奶影响婴儿，每天最好控制在 200 毫克以内。

此外，患有胃食管反流、心律失常、偏头痛，或者刚刚做完心脏手术的人也尽量不要喝咖啡。对于大多数健康人来说，喝咖啡不仅不会对身体有害，反而是有益的，但适量就好。

很多人眼中的"垃圾食品"也许并不垃圾

1. 方便面。方便面中防腐剂的含量很少，虽然其中含有少量的苯甲酸钠（一种防腐成分），但是方便面的面饼水分含量很少，水的活度也很低，蔬菜包的水分含量也很少，所以它的灭菌方式、包装工艺以及整个的原料组成决定了它并不需要添加大量的防腐剂。在这种情况下，细菌、霉菌等微生物很难在方便面中繁殖生长。

另外，方便面中的棕榈油属于植物油，其中含有 40% 的单不饱和脂肪酸和 10% 的多不饱和脂肪酸，剩下的是饱和脂肪酸。除此之外，棕榈油含有亚油酸、维生素 A、维生素 D，这些不但对身体无害，反而对身体有益。同时，方便面中的明胶是由动物的骨筋等原料制成的，添加的目的是增加方便面的口感，使其更加有弹性，对咱们的身体健康没有太大危害。

2. 汉堡。没营养、高热量是汉堡的代名词，其实汉堡的营养成分很充足，有碳水化合物、蛋白质、脂肪、维生素、矿物质和膳食纤维等，只是可能蔬菜少了点。

不过，坏就坏在跟在它身边的两个"小弟"——炸薯条和可乐，这两种的热量加起来爆表。一瓶可乐的含糖量约等于 12 块方糖，它的热量约等于一碗米饭，而且饱腹感很低，它的酸度达到了让牙釉质脱矿的临界值。如果长期喝可乐，会更有可能变胖，更有可能得糖尿病、心脏病、痛风、龋齿等。

3. 速冻食品。速冻和冷冻不一样，速冻是半小时之内就能让食物温度降低到零下 18℃以下，真正符合标准的"速冻"，根本不需要添加防腐剂，速冻食品的营养成分不会减少。

4. 罐头。很多人可能认为罐头可以保存那么长时间，一定是加了很多防腐剂，而且没有营养。但真相是，只有少数的肉类罐头需要加少量的亚硝酸盐防腐。罐头的防腐处理主要是靠高温灭菌加真空，虽然高温会损失一部分营养，但是蛋白质和膳食纤维等营养还在。

5. 麻辣烫。每次吃麻辣烫的时候是不是有一种负罪感？但仔细想想，不就是加了辣椒、红油的水煮菜吗？麻辣烫主要靠水煮，食用油用量比其他任何方式都少，而且食材还多样化，只要吃的时候注意调味别太咸，保证食材干净，少吃碎肉及含淀粉添加剂、深加工制品就行。

保质期长的牛奶能喝吗

牛奶的营养价值非常高，是日常生活中必不可少的乳制品之一，尤其是对于正在生长发育的未成年人而言，它是必不可少的营养来源之一。但是有些朋友觉得保质期长的牛奶不能喝，因为里面有防腐剂。其实这是错误的观点。

牛奶当中并没有防腐剂，它的保质期长短主要取决于采取哪种灭菌方式。如果采用一般的巴氏灭菌法（72 ~ 85℃），保质期可以在冷藏条件下达到 3 ~ 4 天；如果是超高温灭菌（135 ~ 150℃），它的保质期可以在常温条件下达到 6 个月。

这两种牛奶的主要营养价值，也就是钙和蛋白质含量是完全一样的，但是，超高温灭菌会破坏牛奶中的 B 族维生素。所以，至于到底怎么选择，完全看个人的需求。

我不建议大家去买市面上的高钙奶，因为高钙奶当中的强化钙是一些硅酸钙之类的钙剂，它的吸收效率要远低于牛奶当中的原生乳钙，所以喝了也没什么作用。

如何保护你的肠道健康

1. 不要乱服益生菌。一般情况下，健康的人从食物中就能摄取足够的膳食纤维，它可以促进肠胃蠕动，保持、维护肠道菌群平衡。如果你确实存在菌群紊乱的问题，应该先咨询医生，遵医嘱服用药物。

2. 多吃富含膳食纤维的食物，比如燕麦、紫薯、芹菜、莲藕、胡萝卜、西蓝花、牛油果、苹果、火龙果等。

3. 少吃油腻、高脂的食物，控制过于辛辣的和油炸类的食品的摄入量，以免对肠胃造成负担。

4. 不要吃得太多、太撑，吃得过饱也会增加肠胃的负担。

5. 喝对酸奶。增加外援选择酸奶时，首先要注意包装上的营养成分表，选择蛋白质含量高于 2.3% 的产品和含糖量小于 3% 的酸奶，这样才是没有过多添加剂和糖的好酸奶。

6. 补足水分。根据《中国居民膳食指南（2022）》，正常人每日饮水量要达到 1500 ～ 1700 毫升，喝水时应该遵循少量多次、小口慢饮的原则。大肠的一个基本功能是回收粪便中的水分，当身体越缺水，大便就会越干燥，就越容易便秘。

7. 养成良好的排便习惯。不要憋大便，定时上厕所，如厕时间最好控制在 10 分钟以内。当然，如果你 1 分钟以内解决战斗，那是最好的。便秘的人可以每天进行顺时针的按摩腹部，能促进肠道蠕动和排便。

8. 保持规律的作息，避免熬夜。尽量在晚上 11 点之前睡觉，对于一般的成年人来讲，每天要保证 6 ～ 8 小时的睡眠时间。

9. 适当运动。世卫组织提倡每周应该至少运动 150 分钟，这里的运动是指有规律的中等强度的运动，比如球类运动、快走、慢跑、游泳等。

10. 合理使用抗生素。长期滥用抗生素容易导致肠道菌群的失衡，出现腹泻、便秘等症状，严重者有可能损及全身。

营养补充剂到底如何补

钙片的坑你踩过吗

怎样挑选钙片避免踩坑？有一次，我去商店给家人买钙片，工作人员上来就向我推荐了一个进口的钙片，我一看，价格有 100 多元，我说太贵了，给我旁边那个普通的就行，然后他就不再搭理我了。

几十块钱的和上百块钱的钙片有那么明显的区别吗？其实，这类似我们买衣服、买包，功能都差不多，但是价位可以相差很多。我觉得大家吃普通的钙片就可以了，没必要买很贵的来吃。

这种食物美味又补铁

补铁，是女性一辈子的必修课，因为女性每个月都会来月经，有些女性每次来的量很多，甚至很可能造成轻微的缺铁性贫血。猪肝、瘦肉、鸭血这些都可以补铁，还有一种食物既美味，含铁量又高，那就是辣炒蛏子，每100克蛏子含有33.6毫克的铁，也就是说你每天吃15个蛏子，就可以满足一天的铁的摄入量。

贫血吃什么能够补血

首先要纠正一种常见的错误观点，即认为红糖、红枣、阿胶这类食物能够补血。其实这三样东西的铁元素含量很低，并没有补血的作用，尤其是阿胶。阿胶的主要成分是胶原蛋白，胶原蛋白是一种劣质的蛋白质，根本配不上"补血圣品"的称号。

那么，吃什么东西才能够补血？第一，红肉，例如猪肉、牛肉、羊肉都可以；第二，动物的血，比如咱们常吃的鸭血、猪血等；第三，动物的肝脏，比如猪肝、鸭肝等。以上这三类东西的铁元素含量很丰富，具有一定的补血作用。

补血的两大原则：第一是补充铁元素；第二是增强铁元素的吸收利用与转化。记住这两点，就没那么容易被忽悠了。

我们到底需要补充什么维生素

很多人认为补充一些维生素比较好，问我需要补充哪些维生素。像维生素 C 和维生素 E 是大众普遍认为比较好的维生素。维生素 C 在饮食当中，是能够足量获取的。维生素 E 并没有那么神奇，通过正常膳食即可获取足够量的维生素 E。

我们真正需要补充的是维生素 D。不管是根据《中国居民膳食指南（2022）》，还是国内外的各种防治骨质疏松的一些指南，都说绝大多数的人是缺乏维生素 D 的，不管你是从食物中获取，还是晒太阳，都是不够的，所以市面上的一些维生素 D 的胶囊、滴剂等可以适当补充。其中，婴幼儿、青少年、孕妇、哺乳期女性和老人补充维生素 D 更为关键。

另外，大家之前听说的很多关于维生素 D 的说法可能全是错的。比如，多晒太阳就能长高。虽然听起来很美好，但有点不太切实际。其实，晒太阳理论的确可以促进维生素 D 的合成，但长时间暴晒也会增加晒伤和皮肤癌的风险。对于孩子幼嫩的皮肤来说，防晒更为重要，建议 6 个月以下的婴儿避免阳光直射。

再有，日晒促进人体合成维生素 D 的量不稳定，容易受到多种因素影响，而且维生素 D 的真正作用是维护骨骼健康，让骨骼具备和保持应有的硬度而非长度。如果日晒影响身高，那么在高纬度和每年有漫长冬天的东北人，应该是全国平均身高最矮的了。但是，其实并非如此。

还有人认为补充维生素 D 要吃深海鱼油，实际上真正富含维生素 D 的是鱼肝油，一字之差，成分可是完全不同的。

还要说明一点，对于孩子，仅靠天然食物来补充维生素 D 大概率是不够的。母乳中几乎不含有维生素 D，配方奶中的维生素 D 的含量通常也不足，即便等孩子吃上辅食，大概率也不够。健康足月、1 岁以下的婴儿，每天需要摄入 400 单位的维生素 D；1～18 岁的孩子结合日照、户外活动以及饮食等情况，每天需要摄入 600 单位的维生素 D。[①]

辅酶 Q10 需要额外补充吗

我们到底需不需要额外补充辅酶 Q10？并不是所有人都需要补充，主要有三个理由：

1. 辅酶 Q10 主要有两个来源，主要来源是自身合成，次要来源是从食物当中摄取的。

2. 国内上市的辅酶 Q10 药品主要是针对一些疾病的辅助治疗，且使用剂量比较小，作用很有限。虽然保健品中的辅酶 Q10 剂量比较大，但受限于肠道吸收影响，能进入体内的量很

---

① 数据参考来源：Uptodate 临床顾问中《儿童与青少年的维生素 D 不足与缺乏》章节。

少。而且辅酶 Q10 主要是由自身合成的，所以一般不会发生缺乏的现象。

3. 辅酶 Q10 作为药品，在治疗心脏病方面主要是用于心力衰竭和心肌炎的辅助治疗，像冠心病、瓣膜病、心律失常、先天性心脏病等多数常见的心脏问题都无法治疗，至于抗癌、抗衰老更是无稽之谈。

其实，只有四类人可能额外需要补充辅酶 Q10：

第一类是运动量特别大的人。因为肌肉在消耗大量能量过程中也会消耗大量的辅酶 Q10，这会造成辅酶 Q10 短缺，所以运动量大者可以适量补充辅酶 Q10，但是长期服用的利弊目前尚缺乏资料。

第二类是某些患病的人群需要辅助治疗，比如心肌炎、慢性心功能不全等。

第三类是长期服用他汀类降脂药的人群。因为他汀类的降脂药会使体内的辅酶 Q10 合成减少，适量补充可能对身体有益，但也不是所有口服他汀类降脂药的人都需要补充。

第四类是老年人，可能额外需要更多的辅酶 Q10。因为随着年龄的增长，老年人体内合成辅酶 Q10 的能力下降。

这种食品添加剂，每天都在让你变胖

我们都知道烟、酒对身体健康伤害很大，其实还有一种食品添加剂对身体健康伤害也很大，那就是果葡糖浆。

果葡糖浆是一种食品添加剂，因为它有成本低、甜度高、好上色等优点，被广泛地应用在食品加工行业。我们去超市买的饮料、蛋糕、面包、酸奶等好多食物里都有它的身影，但是摄入过多果葡糖浆会使身体新陈代谢紊乱，加速脂肪的堆积，因此患脂肪肝、2 型糖尿病的风险就会增加，还有可能得痛风。

所以，去超市的时候，多看看配料表有没有"果葡糖浆"这四个字，如果有，尽量少碰。

益生菌吃下去一定有用吗

当你听着各种宣扬"益生菌缓解过敏和湿疹，增强免疫力，甚至预防癌症"的广告时，有没有对这些益生菌的神奇功效怀疑过？这东西真的有用吗？我提出三个质疑：

第一，你吃下去的益生菌能不能活着经过胃里的酸性环境到达肠道？

2019 年，报道过消费者做的一个实验，他对市面上流行的 11 款益生菌产品测试了三件事：

1. 真实的活菌数量；

2. 模拟空腹吃益生菌后，益生菌的存活率；

3. 模拟饱腹状态下吃益生菌后，益生菌的存活率。

结果让人很吃惊：首先，活菌数量比广告上所宣传的大打折扣；其次，空腹状态下吃的益生菌全军覆没；最后，即便是在饭后吃益生菌，结果也不理想，到达肠道的益生菌数量也是大大衰减的。

益生菌本来是靠数量存活的。人体肠道里本就有 100 万亿个细菌，这益生菌吃进去之后再衰减一部分，到达肠道的益生菌差不多只有万分之一。

第二，你吃的益生菌是不是你肠道真正需要的益生菌？

益生菌对肠道健康的个体差异很大，并不存在一种适用于所有人的"万能菌"。换句话说，其实你并不知道你适合哪种菌株。

第三，目前益生菌对健康的作用争议很大，现在应用最多的就是缓解腹泻和便秘，但也没有强有力的、确凿的证据证明它能起到作用。

总的来说，益生菌的作用被严重夸大，关于益生菌的研究道路还很长。

有关鱼油的残酷真相

这次向大家科普关于鱼油的四个残酷真相：

真相一，多吃几颗便宜的鱼油和吃贵的鱼油效果一样，这个观点是完全错误的。低纯度的鱼油因为含有较多饱和脂肪酸和胆固醇等物质，会导致其中不饱和脂肪酸的效果大打折扣。

所以，最后不仅没有起到调节血脂的理想作用，反而摄取了多余成分，对我们的血脂产生了负面影响，增加了对身体的负担。

真相二，高纯度的EPA（二十碳五烯酸）鱼油才有利于血脂代谢。鱼油分为EPA加DHA（二十二碳六烯酸）的混合型鱼油和高纯度EPA鱼油。《中国健康生活方式预防心血管代谢疾病指南》提出，高浓度大剂量EPA制剂能够降低心血管事件的风险。那么，什么样的鱼油才算高纯度的EPA呢？EPA达到90%的高纯度的鱼油，可以促进血脂代谢，有益于心血管健康。

真相三，选鱼油的时候最重要的是看纯度，这是对的。这里的纯度是指鱼油中的有效成分除以单颗胶囊净含量的百分比。

国内正规产品包装上都会详细标注DHA、EPA的含量以及每颗胶囊的净含量，而部分国外进口的产品，它们的标签没有统一的标准，那么其纯度就不便于我们计算对比。

真相四，国外的鱼油不比国内的品牌好。普通消费者常常在买东西的时候认产地，事实上，只有粗加工的初级产品、农产品这些东西，产地与品质才有直接的联系，比如法国的红葡萄酒等。

而对于深加工的高档产品，产地就不太重要了，技术和产品质量标准作为价值核心才是评价产品的根本。所以要选大品牌和国家"蓝帽子"标志的，可以在国家市场监督管理总局网站服务"我要查"栏目查询得到的，可以辨别真伪。

褪黑素是失眠救星吗

对抗失眠你有什么办法呢？相信很多人会说出三个字：褪黑素。与褪黑素有关的产品多如牛毛，但实际上不少人只是跟风购买，对褪黑素并不了解。褪黑素就好像一只蝙蝠，喜欢在夜间或者光线弱的时候出来活动，促使人进入睡眠状态，当白天或者光线强的时候，分泌减少，它能使你保持清醒。换句话说，关上窗户，拉上窗帘，我们自己就能分泌褪黑素。

至于需不需要额外补充褪黑素来帮助睡眠，就因人而异了。因为并没有确凿的证据证明吃褪黑素有利于助眠。对于昼夜紊乱的人，比如经常倒时差或者倒班的人，吃褪黑素的效果可能相对较好。而对于那些睡眠质量本身就差，晚上睡不着、失眠，早上也醒得早的人，褪黑素的效果可能就比较弱了。

特别提醒一下，长期服用外源性的褪黑素有可能导致自身褪黑素分泌减少。如果你对外源性的褪黑素形成了依赖，反而会导致睡眠功能紊乱，失眠情况加重，因此不建议长期服用。

粉碎饮食类谣言

西蓝花能防癌抗癌吗

有些十字花科植物,如西蓝花等,确实含有某些能够抑制肿瘤生长的生物活性物质,但是这并不等同于吃西蓝花就能防癌抗癌。即使有研究发现这些植物有抗癌活性成分,那也是从体外细胞实验或者是从动物实验当中得出的,并不等同于人体的临床试验,更不等同于吃这些东西就能够防癌抗癌。

不仅是西蓝花,其他植物也是一样的,没什么实际效果。真正有用的是要把这些能够抑制肿瘤生长的活性成分提炼出来,然后制成药物,光靠吃蔬菜没有用。

喝隔夜水会致癌吗

喝隔夜水能致癌是个谣言。有人说水中有亚硝酸盐成分，到胃里能分解成亚硝胺，这是一种致癌物。但是，咱们日常所饮用的水，包括自来水，都是符合国家安全卫生标准的。隔夜水顶多是上面落点儿灰，能喝到点儿土，所以你想怎么喝就怎么喝。

柿子与螃蟹一起吃会相克吗

柿子和螃蟹一起吃不存在食物中毒一说，也不存在食物相克的说法。但在临床工作中确实会碰到因为吃大量柿子导致消化不良，进而发生"胃柿石"的患者。

其实柿子分为甜柿和涩柿两种，涩柿子因为还没有成熟，所以里面含有很多的单宁酸，也叫鞣酸。当你吃大量的柿子的时候，这些单宁酸会和胃中的胃蛋白酶相结合，影响你的消化功能。同时单宁酸还会和富含蛋白质的食物，比如螃蟹、牛奶相结合，形成不溶于水的沉淀物，这些沉淀物如果大量聚集，就形成了石头一样的东西，叫胃柿石。所以有些人会出现腹痛、腹泻的表现，甚至需要手术把胃柿石取出来。但这本质上并不是食物中毒，也不是食物相克，而是消化不良。

大家也不用担心吃到涩柿子，我们在正规市场买到的柿子都是成熟的柿子，而且经过了脱涩处理，所以其中的单宁酸含量微乎其微。怎么样？这下全明白了吧？

吃螃蟹的注意事项

对于吃螃蟹，我有三个重要提醒：

1. 坚决不吃死蟹，一定要吃活的。螃蟹死之后，体内的致病菌会迅速繁殖并扩散，同时蛋白质会加速分解，然后产生组胺，可以让你出现呕吐、腹痛、腹泻等症状。

2. 小心谨慎处理螃蟹。因为里面可能会有食肉菌，这是一些会引发坏死性筋膜炎的混合病菌，通常藏在鱼鳍、龙虾和蟹钳当中。在处理螃蟹时不慎被蟹钳钳伤了，食肉菌就可能通过细小的伤口进入人体，有一定的致死率。所以处理螃蟹时，最好戴个手套或者让有经验的人处理。

3. 选择正确的烹饪方式。很多地方都有生吃螃蟹的习惯，用高度的酒、酱油、芥末、醋等调味料腌制后再吃，但是这并没有彻底杀灭致病菌的效果，也不可能杀死寄生虫。正确的烹饪方式就是蒸、煮或者炒，总之，要弄熟了再吃。

注意，因为每 100 克螃蟹中含有嘌呤 82 毫克，所以螃蟹属于中嘌呤食物，因此痛风发作期不要吃，在痛风缓解期可以适当尝一个，但同时要少吃其他的肉类。最后特别提醒，螃蟹的蟹心、蟹腮、蟹胃和蟹肠这些部位不能吃。

食物相克有哪些谣言

某某食物和某某食物不能在一起吃的说法，咱们已经听了很多年了，以下是大家比较常听的说法：

1. 榴梿和牛奶在一起吃会摄入过多的咖啡因，导致中毒。真相是：榴梿和牛奶都没有咖啡因，两种在一起吃也不会产生咖啡因。咱们吃了那么多年的榴梿奶糖、榴梿蛋糕、榴梿冰激凌，不都是这两种食物做的吗？

2. 虾和西红柿在一起吃会产生砒霜，这也是谣言。虾当中确实有五价砷，能和维生素 C 发生反应，生成三价砷，也就是砒霜。但是抛开剂量谈毒性都是耍流氓，我们需要吃 200 斤的虾才有足够的量产生砒霜中毒反应。

3. 豆腐和菠菜在一起吃会生成草酸钙，形成肾结石，这也是个错误的说法。草酸钙不会被胃肠道吸收，更不会通过消化系统进入血液，怎么会到达肾形成肾结石呢？

不要相信所谓的食物相克，咱们吃东西注意安全卫生，营养均衡就可以。

橘子吃多了皮肤会变黄吗

冬季爆款水果非橘子莫属了。很多朋友关心的有关吃橘子的三个问题，我来一一解答。

第一，很多人说橘子吃多了会上火，这其实是糖分摄入过多引起的。大量摄入糖分会使嗓子干涩，橘子中的果酸也有可能会引起牙龈和胃部的不适。再者，吃完橘子之后，还要注意清洁口腔、牙齿，不然食物残渣、糖分残留很容易导致口腔内细菌的滋生，引起牙龈发炎等口腔问题。

第二，网上说橘子吃多了皮肤会变黄，这个确实有可能，但是想变黄也挺难的。研究显示，每天吃 20 个橘子，持续 1 个月，皮肤才可能会变化，但一般人不会这么吃。其实皮肤变黄是因为橘子中含有丰富的胡萝卜素，如果橘子吃太多，血液当中胡萝卜素含量过高，皮肤就会发黄，这种情况叫高胡萝卜素血症，也叫橘黄症。不过，这只是色素沉淀，等不吃了就慢慢会变回来。

第三，有人说橘子和牛奶一起吃会腹痛、拉肚子，这说法完全错误。牛奶中的酪蛋白在酸性条件下确实会凝结，但是胃里的胃酸可比橘子的酸性要强得多，不管是橘子还是跟其他食物一起吃，牛奶到了胃里都会被胃酸凝固。所以橘子和牛奶一起吃会影响肠胃消化，导致腹痛拉肚子的说法完全不可信。

痛风的人不能吃毛豆吗

有人说痛风的人不能吃毛豆，里边含有大量嘌呤，是真的吗？你要这么"欺负"毛豆的话，我得为它说两句话了。

毛豆的营养价值很高，里面含有丰富的蛋白质，还有人体必需的 8 种氨基酸、大量的膳食纤维，以及人体所需要的多种微量元素、维生素。它的确含有嘌呤，但是每 100 克的毛豆中只含有 27 毫克嘌呤。大家可能对这个没概念，每 100 克的米饭含有 18 毫克嘌呤，所以毛豆中嘌呤的含量只比米饭里的多一点。

我们经常收治冠心病合并痛风的患者，所以这事儿我比较有发言权。痛风急性发作期的患者，一般只要每天摄入嘌呤不超过 100 毫克，稳定期不超过 300 毫克就可以。因此痛风患者不能吃毛豆是谣言。

燕窝真的有用吗

我来科普一些关于燕窝的知识。

燕窝大多不是国产，它产自东南亚，而且从明朝起就开始引进了，印尼人把它和鸡蛋混一起在街边当小吃，泰国人偶尔在便利店买它当饮料喝。所以东南亚人很奇怪为什么咱们这么稀罕燕窝。燕窝的成分主要是燕子的一口痰，混合着绒毛和草，口感能好吗？

从营养成分的角度来讲，燕窝主要包含蛋白质和唾液酸。先说蛋白质，燕窝中的蛋白质占比能达到 50%，但是它的质量不行，所含的人体必需氨基酸比较少，还不如鸡蛋。再说唾液酸，它是一种次次被拿来炒作，当作营销噱头的成分。其实我们自己的肝脏就能够合成足量的唾液酸，不需要靠别的物质来补充。而且燕窝中的唾液酸占比低，进入人体后也不能被吸收多少。

血燕中含有的亚硝酸盐严重超标，对我们的身体不但无益，反而有害。所以，咱们在挑选燕窝的时候一定要谨慎，尽量选择大品牌有保证的。

这些都是真的吗

1. 隔夜西瓜一定会滋生大量细菌吗？隔夜西瓜能不能吃，关键在于是否有致病菌。西瓜的糖分高、水分足，的确容易滋生细菌，而且冰箱里也可能隐藏了一些细菌。所以说，西瓜切开之后不要放太久，最好尽快吃掉。但如果你用的是干净的刀，在干净的案板上切西瓜，且及时用干净的保鲜膜包裹住之后，放入冰箱，即使放了一宿，也不一定就不能吃。

2. 丁香水是幽门螺旋杆菌的宿敌吗？不是，其实胃病就怕丁香水。治疗幽门螺旋杆菌需要规范的联合抗菌治疗，是药物，况且幽门螺旋杆菌本身就不容易清除。

3. "发霉的水果别舍不得扔，里面有黄曲霉毒素，它是肝癌的罪魁祸首。"网上是不是总能看到这样的段子？或者是说谁吃了发霉的水果，谁经常吃发霉的食物结果得肝癌了。没错，发霉的食物确实不能吃，黄曲霉毒素也确实很毒，有可能会诱发肝癌。但是，发霉的食物产生的霉菌主要不是黄曲霉毒素，通常引起物品霉变的霉菌可细分为毛霉属、根霉属、曲霉属、红曲霉属四类，其中黄曲霉也只能算是其中的一种。

4. 饭后喝酸奶助消化？饭后喝酸奶不能帮助消化，但是嚼口香糖却可以。其实除了无糖酸奶，大多数酸奶的含糖量比较高，饭后喝酸奶是在额外多摄入热量，给胃增加负担。

助消化的重任可以交给口香糖。为什么？因为嚼口香糖会刺激唾液分泌，胃会被咀嚼的动作所骗，从而加速蠕动，促进胃酸分泌，帮助消化。

那些被夸大功效的食物别再信了

有些被夸大功效的食物，大家别再信了：

1. 吃芹菜能降血压——实际上，芹菜充其量只有辅助效果，无法达到高血压患者需要的降压效果。

2. 吃木瓜丰胸——其实说木瓜可以丰胸，主要是说木瓜当中含有大量的木瓜酶和维生素 A，能够刺激雌激素分泌。但是木瓜酶也是一种蛋白质，进入胃中之后会被胃蛋白酶分解，不可能有完整的、活性的木瓜酶再跑到胸部去起作用。只有一点可以确定，就是当你吃很多木瓜之后，变胖了，脂肪变多了，视觉上能达到丰胸的目的。

3.吃黑芝麻让头发变黑——其实这根本毫无用处。因为毛囊内的黑色素细胞老化，无法再产生黑色素时，就会出现白头发，这是一种不可逆的过程。

4.吃韭菜壮阳——非也。李时珍所写的《本草纲目》上记载"韭子主治梦中泄精，补肝及命门，治小便频数、遗尿"，没有说韭菜能够壮阳。

5.吃蛋白粉增强免疫力——说实话，一般健康的人根本就不需要吃蛋白粉，因为日常生活中所吃的鱼、肉、蛋、奶已经完全满足身体所需了，过多地摄入反而会有害身体健康，造成过度肥胖或者是肾损伤。除非你是要健身或者术后正在康复的患者等特殊人群，才需要吃蛋白粉。

6.葡萄籽提取物的功效——很多商家都宣传葡萄籽提取物可以抗氧化、延缓衰老、抗肿瘤，但这都是夸大宣传，并没有权威实验能支持这种观点。

7.黑糖能暖宫——很多女生在痛经的时候喜欢喝点黑糖水，觉得它能够暖宫、暖胃。但是，黑糖就是没有经过高度提炼、脱色的食用蔗糖，和红糖差不多，卖得却比红糖贵，你真的觉得它能够缓解你的痛经吗？

8.黑枸杞更好——其实，黑枸杞和普通枸杞唯一的区别是多了一点点花青素。花青素到底有没有用尚且存疑，况且很多紫色的食物当中，比如茄子、紫薯、蓝莓都含有花青素，何必花冤枉钱？

9.儿童酱油——它打着专给儿童使用的旗号，其实就是普通酱油。婴幼儿要减少盐的摄入，日常饮食中就已经能够摄入足够的钠了，完全不需要额外添加所谓的儿童酱油。

10.初产蛋——实际上，它是指母鸡在第 110～130 天所产下的第一窝蛋，只是听起来比较珍贵，但是其营养价值和普通鸡蛋真的没什么区别。

每个家庭都需要的健康呵护指南

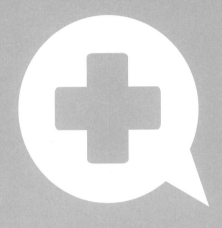

Part 4

给父母的育儿
指南

日常保健和常见疾病

不要再用这些办法给孩子退热了

宝宝发热怎么办？以下这些方法都是错的。

1. 用酒精擦身体降温。酒精会使宝宝感到极为不舒服，而且酒精很容易被皮肤吸收，造成过敏和肝损害。

2. 给宝宝捂汗。宝宝的体表面积很小，不适合通过出汗来散出热量，捂汗可能会造成捂汗综合征，甚至会有生命危险。

3. 用退热贴。退热贴并不能够有效地帮助降温，反而会引起宝宝不适、哭闹或者皮肤过敏。

4. 到医院就要求输液、打退热针。儿童输液、打退热针的副作用很大，有的儿童甚至因为打退热针而死亡，强烈不推荐。

5.38℃以下就开始使用退热药，其实完全没必要。那么，正确的做法是什么？多喝水；给宝宝穿衣服要适量，不冷就行。原则上，不推荐给婴幼儿做任何形式的物理降温。如果孩子体温到了38.5℃以上，或者到了38℃以上并且有精神状态差的表现，就可以使用对乙酰氨基酚或者布洛芬这些退热药了。对乙酰氨基酚起效快，但是维持时间短；布洛芬起效慢，但是维持时间长。每种药的使用时间要间隔6～8小时，家长们一定要记住。

不过要注意，不建议同时使用对乙酰氨基酚和布洛芬这两种退热药，因为同时或者交替使用这两种药可能会增加患儿的不适感，也会增加肝、肾负担，还会增加他们对发热的恐惧感。

孩子发热了，为什么医生却让吃冰棍

国外的医生会让患儿吃一些冰棍或喝冰果汁，很多人可能非常不理解，这主要是因为观念上的差异，其实这么做一般有三个作用：

第一，降温。因为发热的孩子体温会升高，吃一些冰的东西有助于降温。

第二，消肿止痛。因为很多发热都是由上呼吸道感染引起的，嗓子疼、红肿，这个时候吃一些冰棍之类凉的东西，有助于收缩血管，帮助消肿止痛，孩子吃了之后会感到舒服。

第三，提高食欲。很多孩子发热后食欲一般都不太好，这个时候吃点凉的，不仅孩子爱吃，还能补充能量和电解质，提高一下孩子的食欲。

当然了，这也不能一概而论，有些患儿本身就比较敏感，怕吃凉的，一吃容易发生肠易激症，这个时候就不要再吃凉的了。但总体来说，患儿发热之后可以适当吃根冰棍。

孩子退热该用什么药

孩子一发热，家长都恨不得马上退热，如果总不退，家长就会抱孩子去医院打针，因为很多人认为打针能好得更快一些。其实，不论是世界卫生组织还是美国儿科学会，又或是《中国发热指南》，对于儿童退热都是推荐口服对乙酰氨基酚或布洛芬，而不是打退热针。而且，很多国家都没有退热针，这是因为那些所谓的退热针，虽然你感觉一针下去见效快，但其实非常不安全，而且不良反应发生率高很多。国内用的"退热针"主要有来比林、安乃近和安痛定三种。安乃近可引起粒细胞缺乏症，该症起病急，可导致严重感染甚至死亡。因为有过很多死亡报道的案例，所以已经被国家药监局禁止用于 18 岁以下人群。来比林成分是赖氨匹林，是阿司匹林和赖氨酸的复合物，经人体代谢后释放阿司匹林从而发挥退热、镇痛的作用。但阿司匹林会增加儿童瑞氏综合征的风险，尤其是感染了水痘、流感等病毒的孩子。瑞氏综合征一旦发生死亡率很高，虽然少见但很凶险，所以都不推荐用于临床给儿童退热。因此，安全有效的儿童退热药目前只有对乙酰氨基酚和布洛芬。另外，在使用退热药物的时候，一定要看好说明书，正确用药，切记不可过量服药。

宝宝高热不退可能是因为川崎病

有一种病家长一定要提高警惕，如果误当感冒治，可是超级凶险的，这种病就是川崎病。川崎病本身并不可怕，也比较好治疗，但是如果治疗不及时，它的并发症是很要命的。川崎病会使患者心脏冠状动脉的血管扩张，形成冠状动脉瘤，如果在瘤内形成血栓，就会发生心肌梗死，致死率极高。

即便不发生心肌梗死，孩子如果有冠状动脉瘤，等长大一点要接受冠状动脉搭桥手术。

川崎病在 5 岁以下的儿童中多见，尤其是 6 个月到 2 岁的儿童，宝爸宝妈们一定要记住川崎病的 5 大特点：

1. 发热 5 天及以上（非常重要的一个特点），全身出现皮疹，一般皮疹在第二到第四天出现；

2. 眼睛发红，眼球会充血；

3. 出现杨梅舌，舌头就像草莓或者杨梅的颜色与形态一样；

4. 孩子的掌心以及脚心会变红，摸起来会感觉有一点变硬；

5. 颈部的淋巴结会有肿大。

但是现在的川崎病症状越来越不典型，被称为"不完全川崎病"，有时候很难鉴别。如果您发现自己的孩子有疑似症状，一定要及时到医院就诊，然后跟医生确认孩子是不是川崎病。对于川崎病，用抗生素治疗无效。此病的治疗目标是降低炎症反应，预防血栓形成，规范治疗可以很大程度上降低冠状动脉扩张的风险。如果孩子前期治疗不及时，继而出现冠状动脉扩张等并发症，会给后续治疗带来更多麻烦。

养娃不易，孩子成长的路上难免会遭遇到各种病原体的侵袭，父母多学点常见病的相关知识，也能为孩子的健康多打造一层保护屏障。

三种检测很多孩子没必要做

你以为你给孩子做的这三种检测是对他们好，其实是乱花钱。绝大多数孩子根本没必要做这些检测：

1. 微量元素检测。孩子晚上睡觉总爱出汗，你是不是怀疑他缺钙、缺锌，然后带他去做微量元素的检查？事实上，微量元素这项检查早在几年前就已经被相关部门叫停了。做这种检查完全没必要。首先，人体的微量元素不仅仅存在于血液中，身体其他地方也有。其次，检测的环境会影响检测结果的准确度，所以这个检测没什么参考价值。铜、锌、钙、酶、铁、铅几种微量元素中，只有血铅可能有点用。血钙是最坑人的，人体内的钙只有1%在血液当中，而且身体的自我调节能力会很好地把血钙维持在恒定值。即使你真的缺钙了，查血钙也是查不出来的。如果有些地方免费让你去查，那后面都是有套路的，小心你的钱包。

2. 骨密度检查。这又是卖儿童钙片的好套路，只要孩子正常均衡饮食，大多数孩子都不会缺钙。而且骨密度检查主要是针对老年人或有明显骨骼疾病的人群，是骨骼强度的一个重要指标。目前大多数家长给孩子检查完骨密度数值发现都显示偏低，原因是儿童的骨骼尚未长成，孩子的骨骼钙化还不完全，骨骼中的矿物质含量也比成人低，这些因素都会影响到骨密度的检测结果。所以，检测的骨密度结果一般不作为判断儿童缺不缺钙的唯一标准。对于婴幼儿，骨密度偏低反而意味着孩子处于快速生长阶段，身体还需要吸收更多的钙质沉积进去，这是孩子生长旺盛的标志。国际临床密度学会（ISCD，International Society for Clinical Densitometry）是骨密度检查标准制定机构，该机构并没有儿童的骨密度高低的参考数据，我国 2017 年制定的《原发性骨质疏松症诊疗指南》中骨密度的临床检测指征没有提及儿童，所以你做它干吗呢？

3. 肠道菌群检测。前两种套路可能会规避掉，但有人会跟你说孩子缺肠道益生菌，然后卖给你们益生菌。肠道菌群检测还是一个比较前沿的领域，并没有完全落地，所以你真没必要花那个钱，做了检测也代表不了什么。

增塑剂超标的危害

之前看到过这样一则新闻，说广州市消委会抽查检测，发现某品牌儿童鞋里面的邻苯二甲酸酯超标。大家对这个词可能有点陌生，它其实就是增塑剂。一些欧美国家认为它存在一些健康隐患，目前已经被逐步淘汰掉了。

邻苯二甲酸酯这种物质可以经呼吸道、消化道或者皮肤接触而被吸收，它作为一种内分泌干扰素，可能会影响孩子的生殖发育，还可能导致肥胖概率增加，也可能与多动症有关系。

除了鞋子，邻苯二甲酸酯还有可能会被添加在一些不合格的 PVC 材料玩具当中，使硬质塑料变得更软一些。所以，家长在给孩子挑选鞋或者玩具的时候要多留心材质成分。总之，希望我们的孩子能够健康快乐地成长。

口服阿奇霉素要注意哪些

阿奇霉素因为安全性高、可靠性强，是儿童感染支原体肺炎的临床一线用药，很多医生都会开。但是您知道怎么给孩子用吗？以下四点非常重要，需要记住。

第一，16 岁以下儿童建议服用阿奇霉素的总剂量不超过1500 毫克，也就是一共不能吃超过 3 片。吃药原则是吃 3 天，停 4 天。停的那 4 天不用担心，因为阿奇霉素半衰期比较长，会维持有效的血药浓度。

第二，进食会影响阿奇霉素的吸收。进口的和国产的药物制作工艺不一样，进口的阿奇霉素不太需要注意，但是国产的需要孩子在饭前 1 小时或者饭后 2 小时再服用。

第三，肝功能不全或者肝功能高的人不能吃阿奇霉素。

第四，阿奇霉素对胃肠道有副作用，可以用蒙脱石散来防治，3 克的蒙脱石散用 50 毫升的水冲服下去，可以保护胃黏膜。

这些成人药不能随便给儿童服用

很多家长都会犯这样的错误，即把成人的药给孩子吃，认为只要剂量减半就不会有问题。但是，儿童可不是成人的缩小版，他们的肝脏还没有发育完全，肾脏对药物的清除能力也不如成人，总之，各方面身体机能都还在发育中，所以不能随便给儿童服用成人的药物，即使减少剂量也不行。特别是以下几类药严禁给儿童服用：

第一，诺氟沙星、环丙沙星、依诺沙星等带"沙星"字样的喹诺酮类抗生素不能给儿童用。很多妈妈会用这些药给孩子治拉肚子，但是这种药会影响儿童软骨生长发育，孩子有可能会长不高。所以这些药对于 18 岁以下的未成年人是禁用的，特别是正处于骨骼生长发育期的孩子。

第二，四环素类。这类也是一种抗生素，但是学龄前儿童是禁用或者慎用的，因为不仅影响幼儿的骨骼生长，还会让药物沉积在牙齿组织中，使牙釉质发育不良，牙齿变黄。

第三，含有青霉素、链霉素等药物，这些药物有可能会损伤孩子的肾脏和听觉。

> 对于用药，合理、规范、科学是一个大前提，家长们切不可道听途说，盲目给孩子用药。如有疑问及时就诊，千万别嫌麻烦。

小孩喝完止咳糖浆后可以马上喝水吗

有家长问，小孩喝完止咳糖浆之后，能不能马上喝水？我先说结论，不能。因为止咳糖浆比较黏稠，喝下去之后，会在

每个家庭都需要的健康呵护指南

咽喉部、呼吸道形成一种保护膜，直接作用于患处，消炎止咳。如果这时候喝水，会把这层保护膜冲下去，大大减低止咳的作用。

除了止咳糖浆之外，另外两种药吃完也不能马上喝水，一是胃黏膜保护剂，它在胃内可以形成大分子胶体，附着在胃壁上，对胃黏膜起到保护屏障的作用。二是止泻药，止泻药可以加强修复肠道黏膜，固定消除多种病原体和毒素，作用原理和胃黏膜保护剂差不多。以上三种药物在服用后都不宜马上喝水，如果孩子实在想喝，可以在服药半小时之后再喝。

儿童保健品真的有用吗

家长们，其实对于孩子的健康成长，我们让孩子养成一个不偏食、不挑食的合理膳食习惯比买一堆儿童保健品要重要得多，这些儿童保健品你完全可以选择不买。

1. 儿童钙片。健康的孩子只要均衡膳食，坚持喝奶，就能从食物中获取足够的钙。额外需要补充的是维生素 D，它能够促进钙的吸收。如果儿童补钙过量了，还会有高钙血症、便秘、肾结石等疾病的风险。除非孩子有危险因素或者是疾病状态，有一些需要补钙的指征，这个时候家长可以遵医嘱，给孩子额外补充钙剂。

2. 益生菌。广告中宣传的益生菌的"神奇"效用并没有高质量的医学证据来证明。目前市面上的益生菌产品含量没有标准，剂量无法确定，疗效更是难以评估。益生菌仅适用于宝宝少数情况的辅助治疗，错用、滥用是具有一定的安全风险的。

3.牛初乳。商家会极力宣传"牛初乳当中含有免疫球蛋白，可以提高孩子免疫力"。但牛初乳当中的免疫球蛋白主要是免疫球蛋白 G（IgG），而不是人乳中的免疫球蛋白 A（IgA），所以用它来提高免疫力的作用真不大，对于婴幼儿来说反而会增加食物过敏的可能。

花再多的钱不一定能给孩子更好的爱，科学养育才是真正为孩子着想。合理膳食，保持规律的睡眠，适当的运动，开心地成长，比任何一种保健品都来得重要。

缺钙：孩子养育的超级"背锅侠"

小孩夜里总是惊醒、出汗，是不是缺钙？小孩枕秃是不是缺钙？小孩出牙晚、囟门闭合晚是不是缺钙？抽血查微量元素被说钙含量低，做了骨密度检测又说骨密度低，是不是缺钙呢？要不要补点钙呢？

缺钙可以说是科学育儿界的超级"背锅侠"，只要孩子有一点问题，家长就往缺钙上面想。对于家长以及即将要当爸爸妈妈的人，一定要记住我下面说的话：

1.缺钙和过量补钙均不利于孩子的健康成长。

2. 目前仅能通过对膳食结构的分析评估孩子吃进去的钙是否足够，并没有能够准确反映体内钙是否充足的指标，所以微量元素检查没有用。

3. 健康的孩子只要坚持喝奶，均衡膳食，从食物中就能够获取足够的钙，这并不难，更不至于缺钙。如果非要补充，给孩子补充维生素 D 就可以了。

4. 骨头汤、虾米皮等能补钙的说法都不靠谱。真正补钙的食物是这 5 类：奶制品、豆制品、海产品、蔬菜类，还有果仁类。这些才是真正的补钙高手。

5. 大多数孩子没有必要额外补充钙剂，除非 X 线检查发现孩子有骨质疏松或者骨骼相关疾病，比如佝偻病，这时才要去医院确诊，符合医学补钙的指征，才需要补钙。

6. 孩子晚上睡觉出汗，大多数情况下不是缺钙，而是缺空调。宝宝的新陈代谢本身就比较旺盛，基础代谢率比成人高，自然比成人更容易出汗。再加上很多家长怕孩子晚上睡觉着凉，要给他盖很多被子，孩子能不出汗吗？所以，家长平时多观察一下，是不是给孩子盖太多了。如果天气特别热，就给他开电扇或者空调。虽然有些疾病，比如佝偻病、代谢性疾病会引起孩子多汗，但这些疾病通常还会伴有其他的症状，只要宝宝没有其他的不适，生长发育都正常，家长没有必要过分担心。

7. 肋骨外翻不一定是缺钙。你认为孩子肋骨外翻其实是因为他的肚子比较鼓，身体也比较瘦，看起来肋骨是外翻的。肋骨外翻并不是一个医学概念，也不是缺钙的一个准确证据，单一的肋骨外翻不能直接证明孩子就是缺钙了。现在的孩子普遍营养均衡，好好吃饭的话，一般是不会缺钙的，所以也没必要额外补充钙。

生长激素与孩子的身高

不管是喝牛奶还是吃其他食物，进食后 1 ~ 2 小时血糖通常会升高，高血糖也会抑制生长激素的分泌，而且吃东西就会使生长抑素增加。但是吃东西能抑制生长激素分泌，孩子喝了牛奶后睡觉就会让孩子长不高吗？显然不是这么简单。

孩子的生长和生长激素有关系，但并不等于生长激素一波动，就会影响到他的最终身高。人的激素分泌有非常复杂的调节机制，对于不同年龄段、不同性别、不同营养状态的人，产生的结果可能都是不同的。

对于生长激素分泌规律，医学上已经总结了一些规律，生长激素是脉冲式分泌。新生儿期和青春期会分泌更旺盛；正常作息的时候，夜间分泌比白天多，在进入深度睡眠之后 1 小时会有一个强脉冲分泌；受伤、锻炼、体力活动时分泌会增加；女性 24 小时的分泌总量高于男性等。

孩子的最终身高是基因和生长环境多重因素决定的，其中最重要的就是基因。因为基因会影响激素水平、波动规律以及身体对激素的反应，也会影响饮食偏好、营养吸收、疾病风险、运动、生活习惯等。

所以，预测孩子的身高主要还是基于父母的身高，在没有确切依据的情况下，我们不需要对生长激素的正常波动来做过度的解读。脱离基因和人的自我平衡能力来谈激素对身高的影响，那么需要担心的事可就太多了。

有家长问我，孩子身高不理想，能否打生长激素？的确，生长激素是身高增长的重要因素，但只有因生长激素缺乏症而导致长不高的孩子，才能够通过正规注射的药物来获得理想的身高，摆脱身材矮小。但很多孩子并不是生长激素缺乏症，因此打针没有效果，而且花费不小。所以，如果孩子身高不理想，先查清楚原因很重要，不要盲目地去打生长激素。

四种饮料尽量别给小孩喝

果汁、碳酸饮料、儿童牛奶、蜂蜜水，这四种饮料尽量不要给孩子喝。为什么？它们有个共同的特点：甜度高。含糖量高的饮食，不仅对孩子以后的口味有影响，会使他的口味偏甜，而且糖的过度摄入对孩子的生长发育也是不利的。

果汁中也包括了鲜榨果汁，为什么不建议小孩喝鲜榨果汁？因为水果被榨完之后，会损失掉大量的维 C 和膳食纤维，喝了升糖快，还不如直接去吃水果。

儿童奶也是打着专门为儿童的喜好设计的，但是一般情况下，它们都太甜了，还不如去喝纯牛奶。所以对于孩子来讲，尤其是宝宝，最好的饮料就是母乳、奶粉、纯牛奶或者白开水。

近日，世界卫生组织有了最严的限糖令：3岁以下的婴幼儿食品禁止加入糖。糖指的是游离糖，比如葡萄糖、果糖、蔗糖、蜂蜜、果汁、糖浆等。很多家长只知道过多、过早摄入盐对孩子身体不好，其实糖的危害有过之而无不及。

事实上，长期的高糖饮食会增加我们患心脏病和癌症的风险，容易肥胖，容易发生骨质疏松，毁坏牙齿，增加皮肤皱纹和雀斑，加速皮肤的老化。还有就是吃糖过多势必会影响食欲，导致其他营养素摄入减少，造成营养不良，可谓是从上到下毁所有。

　　　　　　　　　每个家庭都需要的健康呵护指南

养成受益终身的生活习惯

宝宝大便干燥、便秘怎么办

如果宝宝大便特别干燥，每次排便容易把肛门撑裂，肛裂造成便血，宝宝就会特别抗拒排便；但是憋的时间越长，大便在肠道内停留的时间就越长、越干，大便越不容易拉出来，因此就形成了恶性循环。

我来分享一个方法：每天让宝宝坐浴 5 分钟。首先，你要接一盆温热水，然后用皮肤康洗液倒一瓶盖的量，放入温水里，混匀之后，让他在里面坐 5 分钟。之后，用干净的纱布把宝宝屁股、肛门都擦干净，接着用吹风机吹干 30 秒，这样可以保持伤口的干燥，有利于伤口的愈合。但是注意吹风机要距离远一点，不要烫伤宝宝。最后，再用红霉素药膏涂在小拇指上，在宝宝肛门周围涂一圈，同时伸进小拇指在肛门的里面再涂一层，一星期见效。

千万不要这样给宝宝擤鼻涕

曾经有过报道说小女孩因为感冒，她妈妈给她擤鼻涕的方式不对，导致她得了很严重的中耳炎，严重的可能会丧失听力。这样给孩子擤鼻涕是非常错误的。当孩子有感冒感染的时候，鼻腔的压力增高，会使感染沿着鼻腔和鼻窦的开口处蔓延至鼻窦，导致鼻窦炎；或者沿着咽鼓管蔓延到耳道，引发中耳炎。而错误的擤鼻涕方式会增加鼻腔内的压力。

虽然这种情况比较少见，但是足够引起我们的重视了。给孩子擤鼻涕要注意三个原则：第一，单侧鼻孔；第二，要轻柔；第三，要多次。每次擤鼻涕只要堵住鼻孔擤就可以了，轻柔一点儿，不怕一次擤不干净，多擤几次。

宝宝多大可以看手机

我女儿特别喜欢看手机，我拿她真是没辙，我估计你们也有跟我一样的烦恼。

世界卫生组织提出，18 个月以下的孩子是不能看电子屏幕的，因为对他们的视力发育极为不利，而且会影响到他们的人际沟通和语言表达能力。孩子应该多跟家长面对面地交流沟通，尤其是爸爸。

18个月以上的孩子，原则上也是不能看电子屏幕的，但实际操作起来就有些难。比如，我每天会限制女儿看电子屏幕的时间，让她不超过半小时，而且每次最多看20分钟就要休息30分钟。

眼睛是孩子心灵的窗口，家长一定要保护好孩子的眼睛。

孩子玩这些玩具有风险

作为医生，也是一位父亲，我建议家长们不要买以下几种玩具，因为容易对幼儿造成伤害。

1. 劣质填充物的毛绒玩具。孩子跟玩具接触或者啃咬，容易造成呼吸道的感染和皮肤过敏。

2. 体积特别大的海绵玩具，3岁以下的孩子玩儿，容易被迫压住面部，造成窒息。

3. 体积过小的积木或者是饰品上有小珠子，孩子容易吃进嘴里或者吸进气管里。

4. 附着超过20厘米长的绳子的玩具，容易造成绕颈窒息，还会绊倒摔伤。

5. 吹泡泡的泡泡机，里边的液体是碱性的，有时候会对孩子的皮肤造成伤害，比如过敏，会刺激呼吸道，发生咳嗽的症状。

6. 折叠弹跳床。虽然看着还挺安全，但是也需要小心。如果孩子的头部或者颈部着地，就容易造成很严重的损伤。

7. 塑料玩具。孩子的塑料玩具中，一般有两种材质：一种是 ABS；另一种是 PVC。PVC 材料中有一种化学物质叫邻苯二甲酸酯，它较容易释放，且容易被人体吸收，会干扰孩子的内分泌，引起孩子早发育。即使说明书写"环保 PVC 材质"，这种塑料玩具也有毒性。因此挑玩具时，建议挑 ABS 材质的。

8. 水晶泥。有一种叫"史莱姆水晶泥"的胶状物，不知道大家有没有给孩子玩儿过，曾经这种玩具被新闻频繁点名。为什么会被点名呢？因为市面上几乎所有的史莱姆水晶泥都含有一种有毒物质，叫硼砂，并且含量严重超标。

对于成人来讲，15 克硼砂即可致命；对于儿童的致死量只需要 5 克；对婴幼儿来讲则更低，2～3 克即可致命。孩子玩水晶泥的时候，可能会误食，到了胃里就会和胃酸相结合发生反应，生成硼酸。硼酸是无法被排出体外的，会在体内蓄积，导致孩子中毒。即使孩子不把它吃进去，如果这种玩具长期和孩子的皮肤接触，也会对皮肤造成损伤，比如引发皮肤过敏。

所以，为了孩子的生命健康，建议不要再给孩子买这些东西了。

女孩在家光脚踩地好，还是穿鞋走路好

如果您的宝宝是个女孩，想让她以后有美丽的脚型，穿鞋舒服一点不那么难受，那么建议您减少她光脚走路的时间，在家的时候可以给她穿上拖鞋。因为光脚走路会使前脚掌，也就是横弓发育得更宽更厚，第三、第四跖趾关节受力会更多。以后她穿那种窄的鞋或者高跟鞋，脚就会不舒服，而且脚型也偏宽，显得不好看。

但是在这里我要说明一点，其实光脚走路对足底发育很有好处，而且网上说的"光脚走路会产生扁平足"这类的言论也是谣言。扁平足跟光脚走路没有关系。光脚走路会使足底肌肉得到很好的锻炼，更完善足底功能和足底运动能力，但是往往功能性和美观就像鱼和熊掌一样，不可兼得，所以只能牺牲其中一者。

婴幼儿养育的注意事项

快停下！摇晃婴儿会毁了孩子

"抱着婴儿摇晃"这个动作可能会害了你孩子的一生，但不少父母都做过。有一个外国的案例，一个平平无奇的下午，一对双胞胎的父亲独自在家照顾她俩，两个小宝贝轮流哭闹，让这位父亲失去了耐心。于是，他抱起宝宝 A 晃动了一会儿想让她安静，就这么简单五六秒钟的晃动，宝宝 A 变成摇晃婴儿综合征的受害者，从此成为植物人，这位父亲也进了监狱。后来，这对双胞胎由外婆抚养，外婆经常带着她俩在公园玩，她们的例子经常用来给其他人进行摇晃婴儿综合征的科普。摇晃婴儿综合征也被称为虐待性头部创伤，多见于 0～4 岁的孩子，

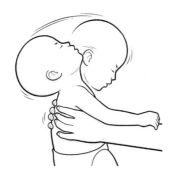

尤其是 0 ～ 8 个月的小婴儿。每年在 1 万个孩子中大概有 3 ～ 4 名儿童会成为摇晃婴儿综合征的受害者，甚至有些会立即夭折，有些会在痛苦中死亡，而幸存下来的也很可能脑部受到永久性的损害。

你们想象一下，一个孩子瘫坐在轮椅上，每天要通过连接到胃部的一根管子吃 15 种药，日复一日地吃着同样的食物，他只是为了活着而活着，这是什么感觉？

为什么小婴儿摇晃不得？因为婴儿和成年人并不一样，他们的大脑是像果冻一样的凝胶状物质，颅骨还没有长结实，当受到暴力摇晃时，脑部组织就容易受到撞击而出现脑神经纤维的受损，还有脑血管破裂。所以，剧烈摇晃的动作就不要再做了。

再有，当宝宝哭闹时，把他抱起来，在怀里摇一摇，这个动作如果你没有 100% 的把握能掌控好力度，那我建议你还是别这么哄睡了，因为明天和意外不知道哪个先来。

宝宝补充维生素 D 的注意事项

我们都知道给孩子补充维生素 D 非常重要，其中晒太阳合成维生素 D 也是非常重要的环节。如何给孩子晒太阳，有以下几点需要注意：

1. 6 个月以内的宝宝最好不要刻意去长时间晒太阳，因为对他们来说晒太阳弊大于利，晒太阳是可以促进体内维生素 D 的合成，但是紫外线也会对婴儿的皮肤造成伤害，所以 6 个月以内的宝宝建议以口服的形式来补充维生素 D。

2. 不要带着孩子在封闭的环境中，比如在阳台那样的地方溜达去晒太阳。因为有玻璃的阻挡，起到光化作用，合成维生素 D 的 UVB 波段是无法穿透玻璃的，穿透过来的都是 UVA，对皮肤是有伤害的，比如晒黑和光老化。

3. 带着孩子晒太阳，露出皮肤多少比较合适呢？其实只要露出双手和脸部就足够了，不要大面积裸露身体其他部分。

4. 有些妈妈不想带孩子出来时间太长，比如冬天或者其他天气不好的时候。怎么办呢？建议在中午阳光最充足的时候出来，10 ～ 15 分钟足够合成维生素 D 了。

先天性室间隔缺损该不该做手术

如果您的孩子室间隔缺损小于 1 毫米，大多数孩子会在出生 1 岁之后缺损变小，甚至自然闭合，不用考虑手术。但是如果您的孩子室间隔缺损大于 5 毫米，自然闭合的概率就很小了，需要手术，但是手术要等到 2 ～ 3 岁的时候再做。这样孩子住院的时间会比较短，恢复得也快，相对花费也少。

如果您的孩子室间隔缺损大于 1 厘米，手术尽快做比较好，一般情况下是在孩子 2 ～ 3 个月大的时候择期进行手术治疗。手术时间不宜拖得太久，因为拖得越久越会造成肺血管阻力增加，导致肺动脉高压，手术就会比较困难，甚至说有可能会丧失手术的机会。

先天性心脏病的五大原因

我们医院几乎每天都会为患儿做先天性心脏病的手术，为他们争取活下去的机会。先天性心脏病是婴幼儿时期常见的心脏病，严重的先天性心脏病可以使患儿呼吸困难，全身紫绀，心力衰竭，有的患儿甚至逃脱不了死神的魔掌，同时这也折磨着父母们。

以下这五点是可能导致先天性心脏病的原因：

第一，孕妇在怀孕期间有妊娠期的糖尿病，但是未经治疗或者没有得到很好的控制，就会大大增加孩子患先天性心脏病的概率。

第二，孕妇在怀孕期间接触了放射性的 X 线，或者是有些孕妇有甲亢，经过了碘 –131 治疗。

第三，孕妇在怀孕期间使用了致畸药物，比如类固醇、苯妥英钠等，这些都可以使胎儿患先天性心脏病的概率达到2%。

第四，在怀孕的头 3 个月，特别是在怀孕的第 3 ～ 9 周，孕妇感染了病毒，其中风疹病毒是先天性心脏病的主要诱因。此外，还有流感、流行性腮腺炎、疱疹病毒等，都是先天性心脏病的潜在诱发因素。

第五，孕妇在孕前或者孕后吸烟或者吸太多二手烟，以及怀孕早期孕妇有喝酒的行为。

以上五点请准备要孩子的爸爸妈妈们一定要记住，尽可能地避免，给自己即将出生的孩子一颗健康、强大的心脏。

宝宝学走路不小心摔到后脑勺怎么办

孩子学走路时不小心磕到后脑勺，相信很多家长面对这样的问题表示很慌。如果去医院检查吧，大部分情况是没事儿；不去医院吧，万一真是脑出血，后果不堪设想。那么，如果遇到类似的情况，家长要注意观察孩子有没有头痛、恶心、呕吐、四肢无力、言语障碍、抽搐、面色苍白、呼吸节律改变、发热等情况，有就说明可能是迟发性出血，所以要观察48小时。如有可疑情况，不要抱侥幸心理，及时就医。

吃奶嘴时的注意事项

我女儿就是吃奶嘴的时候不小心从床上摔下来磕到牙了，她前面门牙的 2/3 都进到牙床里，去医院让儿童口腔科的医生反复看了看，最后还是觉得保不住这颗牙了，把牙拔掉了。

在此提醒各位家长注意两点：

第一，尽量不要让孩子吃奶嘴，能早戒就早戒，会影响孩子牙齿的发育，牙会变得难看，往外凸。

第二，吃奶嘴的时候一定要看好孩子，不要让他乱跑，如果摔倒了，后果不堪设想。没吃奶嘴的情况下，即便磕到牙了，顶多嘴唇破或者是牙齿有些松动。如果吃着奶嘴磕到牙，就会像我闺女一样，面临拔牙的结局。

不过，幸好她的这颗牙还没有碰到里面的一颗恒牙，如果真碰到了，恒牙受损，她这辈子都会少一颗门牙。

如何正确使用奶瓶

众多材质的奶瓶到底有什么区别呢？如何正确使用呢？我们来逐一看下。

1. 玻璃奶瓶。很多人认为玻璃奶瓶干净且安全，其实不然，它有重金属超标的风险，还很重且易碎。当孩子大了拿起来喝的时候就存在一定的安全隐患。奶嘴是硅胶的，直接入口，对安全要求更高，要选无色液态硅胶。

2. 硅胶奶瓶。既然说到无色液态硅胶更安全，那么有些人问它为什么有味儿？因为所有的硅胶都是有吸附性的，当它经常接触一些带有异味的东西时，有可能会产生一些味道，但是这都是正常的，并不会产生有害物质，经常清洗就行。即使你选择的是玻璃奶瓶或者是塑料奶瓶，上边的奶嘴也是硅胶的，也会有同样的问题。

3.PPSU 塑料奶瓶。PPSU 材质的奶瓶耐高温，但是它无法长时间反复经受高温消毒，长时间的消毒有可能会变形。即使你的消毒步骤正确，它的使用寿命最多也只有 6 个月左右。当材质老化的时候，再经受高温消毒，它就有可能会吸收有害物质。大家挑选奶瓶时不要被固有的常识所影响，要科学理性地选择。

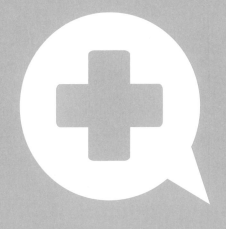

Part **5**

关爱女性，
好好爱自己

呵护皮肤，正确美白

为什么你总想美白却总不白

　　首先得明白，美白不是你想白到什么程度都可以，我们作为黄种人，是不太可能靠后天美白变成像白种人那样，这是基因决定的。当然，也请不要以身边的人作为目标，比如说身边特别白的闺密。肤色深浅很大程度上取决于遗传，所以美白的效果自然因人而异。那么我们可以白到什么程度呢？大腿内侧皮肤的颜色几乎就是你美白的最高程度了。

　　怎么才能科学美白呢？记住，防晒是一切美白产品的基础。防止黑色素形成，阻止黑色素到达你的表皮是关键。所以选美白产品的原则就是两手抓，一边阻止黑色素形成，另一边加速黑色素代谢。

比较常见的且有效抑制黑色素形成的成分有 377（苯乙基苯二酚）、熊果苷、曲酸、传明酸，能与黑色素结合的使颜色变淡的维生素 C，加快黑色素代谢的烟酰胺，还有果酸、水杨酸，加快角质层的新陈代谢。

不过，黑色素的产生本身是皮肤的一种自我防御机制，是保护伞，能防止紫外线对皮肤造成更深的伤害。因此美白的同时就一定要做好防晒工作，切勿过度追求美白而破坏了皮肤本身的生理功能，引起皮肤白斑等问题。选择美白产品时一定要看清楚美白的成分，合理选择适合自己的产品。

号称能美白的东西真的有用吗

1. 美白丸。吃一颗美白丸就能让你皮肤白得发光？怎么可能？你那是做梦。美白丸主要是通过抑制氨基酸酶的活性，减少体内黑色素的形成。从理论上讲，它有美白作用，但是长期使用的话，难免会对皮肤造成一些负面影响，比如长痘、刺激皮肤等。

2. 氨甲环酸。氨甲环酸在临床上常用于凝血剂，我们心外科止血的时候就经常用到，美白和淡斑只是它的副作用。

3. 珍珠粉。目前没有任何的科学证据表明珍珠粉有美白的功效，不管是人造珠、海水珠、淡水珠都一样，它的主要成分都是碳酸钙，加上硬角质蛋白和一点点微量元素，这些成分涂在你的脸上只能假白。

4.美白针。美白针的常见成分主要是氨甲环酸、维生素C、谷胱甘肽。从理论上讲是有美白效果的，但这些只是针对一些有色素性疾病的问题。如果你是天生的皮肤黑，用了也没效果。

怎样延缓皮肤老化

爱美之心人皆有之，很多爱美的女士喜欢把目光放在胶原蛋白、燕窝、抗糖饮品、美白丸等补剂上面。但其实这些补剂都是在收智商税，一点用都没有。人会自然衰老，皮肤也会自然老化，这是不可抗力，大家不要想着与自然规律对抗。

皮肤老化80%的原因都是光老化。2012年，《新英格兰杂志》发表的一篇文章中，60多岁的卡车司机因为每天要开卡车送牛奶，沿途的风景很美，有沙滩，有阳光，但是阳光一直照着他的左脸照了28年，每天都如此。最后他的左脸和右脸形成了鲜明的对比，左脸明显皱纹更多，皮肤更松弛，更黑，没有光泽，这就是所谓的光老化。

在紫外线三大家族中，UVA对皮肤的伤害很大，它的穿透力很强，可以直接穿过皮肤的真皮层，加速黑色素的沉积，使皮肤显得更黑；还会损伤胶原蛋白，弹力纤维，让皮肤更松弛，皱纹更多。所以，我们应该把关注的重点放在防晒上面。防晒的方法很多，比如戴帽子，打遮阳伞，涂防晒霜等。

如何正确涂防晒霜

第一，不管什么季节都要抹防晒霜。很多人认为只有夏天太阳照射强烈的时候才需要涂防晒霜，其实 UVA 不管是在什么季节，不管是晴天还是阴天，它都会存在，而且量还不少。所以，如果你想最大限度地保护皮肤，延缓皮肤老化，那么就需要一年四季，不管什么天气，出门就要涂防晒霜。

第二，防晒霜一定要涂那种抗 UVA 的才管用。

第三，防晒霜涂多少？一般来讲，每平方厘米涂 2 毫克。像我这张精致的脸，大概要涂一元硬币那么多。

第四，涂防晒霜在出门前 15～20 分钟效果最好，每 2～3 小时补涂一次。涂防晒霜是所有护肤过程中的最后一步，也就是说把前面的护肤工作都做完后，再涂防晒霜。

胶原蛋白肽真的抗老吗

我们的皮肤能够显得光滑紧致，很重要的一个原因是皮肤里的胶原蛋白在支撑着，随着年龄的增大，皮肤中胶原蛋白的含量逐年减少，皮肤也就逐渐失去弹性而出现皱纹。没错，确实有不少动物研究发现，服用胶原蛋白肽或者胶原蛋白水产物之后，皮肤可能会增加水分和弹性，但并不会直接增加胶原蛋白的含量。

有一篇发表在《皮肤药理生理学杂志》上的文章，这篇文章中提到一项随机双盲对照临床试验，可信度比较高。这篇文章只是证实了口服胶原蛋白会增加皮肤含水量，但对于皮肤的厚度和弹性并没有发现有帮助，而且对于是否能够高效率作用于皮肤也是不可知的。因为有可能虽然你吃进去的胶原蛋白肽被吸收了，但是吸收的效率很低，很多都被分解成氨基酸了。

有些朋友说自己吃了胶原蛋白肽或胶原蛋白之后皮肤果然变好了，那很可能是因为心理作用，再就是商家可能在里面加了一些其他的添加剂或者激素。大家都很害怕衰老，害怕皮肤不好，如果你真的想延缓衰老，想让自己显得更年轻一点，记住这几点：少吃糖，饮食要均衡；适当运动；注意皮肤的保湿和防晒；保持愉悦的心情，好的心情真的能让人显得年轻。

熬夜后脸黄的快速补救法

晚上熬夜脸变得暗黄，有没有什么快速补救的办法呢？熬夜后脸变得暗黄的根本原因是角质增厚，所以我们主要对付角质增厚就可以了。有人说直接刷酸不就成了？没错，可以刷酸，但是它的作用太强，一不小心就可能烂脸。接下来说的方法就温和许多，且同样管用。

所有护肤的第一步都是晚上睡觉之前先把脸洗干净。之后，把润肤霜涂抹在手上，然后把凡士林与润肤霜混合，两者的用量差不多是 1 : 1。你如果单用凡士林，整个脸会变得很油腻，但是混合着用就能解决油腻问题了。把混合好的凡士林和润肤霜在脸上均匀地涂抹开后，接下来为了增加效果，可以用面膜把整张脸敷上 15 ～ 20 分钟，然后把面膜轻轻地撕下来，你会感觉你的脸非常水润，这是因为角质层发生了水合作用，所以很多不稳定的角质细胞都处于了悬浮状态。接下来，二话不说，直接洗脸。用洗面奶把脸洗干净，这样持续 3 ～ 5 天，那些该脱落的角质细胞就会加速脱落，但又不会伤到表皮，你的脸就会恢复如初。

如何正确涂唇膏

唇膏应该竖着涂，不要横着涂。有两点原因：第一，我们嘴唇上的唇纹是竖向排列的，只有竖着涂才可以把嘴唇上的沟沟壑壑用唇膏填满。如果横着涂的话，凹陷部分很难被涂到。第二，因为唇纹是竖向排列，所以嘴唇在裂口的时候也是会裂出竖着的裂口，如果用唇膏横向涂的话，容易导致口子裂得更大。

科学去除黑头的方法

面对黑头，可能 90% 的人都会选择用手去挤，以为挤完就完事了，但其实并不是这样的。比如，毛孔里的油脂混杂的角质细胞，还有用手挤能挤出来那种黄白色的油脂，大部分属于油脂性黑头。但是越用手挤，毛孔就会越大，黑头还会再度光临。

还有人用撕拉鼻贴去黑头，虽然撕起来很爽，但是撕完鼻子发红，毛孔也变大了，所以不建议大家这么做。

> 教大家一个小方法：晚上温水洗脸后，薄薄地涂一层 15% 的壬二酸凝胶，第二天一早清水洗掉，一天一次，坚持 4 周。

但是，这个方法并不是适用于所有的黑头。如果你的毛孔呈现黑色，并且夹带着细毛，就属于毳毛型黑头，建议你去医院进行激光处理。

刷酸不能只谈效果不提风险

某些网红宣传刷酸的时候，只口头夸大宣传产品的使用效果，不提风险，不知道毁了多少人的脸。刷酸是一种需要在医疗机构开展的化学剥脱术，也叫化学换肤术。它属于诊疗行

每个家庭都需要的健康呵护指南

为，需要经过皮肤科医生的专业判断后，根据实际情况使用合适的方案和浓度。换句话说，刷酸不是你想刷就能刷的，需要听医生的。

先来说下刷酸和含酸化妆品的区别。我们日常生活所用的一些化妆品中，虽然有某些酸类，但其浓度比较低，主要是以清洁、保护、美化、修饰为目的，不具有医疗作用。而且，不是所有的皮肤都适合刷酸。一般来说，皮肤粗糙、毛孔粗大、有黑头、易长痘的肤质可能适合刷酸，而那些干性皮肤、敏感肌、角质层过薄的人，以及孕妇、处于哺乳期的女性，是很明确不建议刷酸的。

而且，刷酸并不是酸浓度越高，使用效果就越好，有可能会相反。建议选择浓度的时候要循序渐进，从低浓度开始用起。建议局部先使用，看一下皮肤的适应度，慢慢建立耐受。

切忌一开始就大面积使用高浓度的酸，否则会造成皮肤损伤。刷酸后还要避免紫外线照射，并做好防晒工作，同时注意给皮肤补水保湿，暂时不要使用一些美白、抗老等功能性的护肤品。

"成分党"也不一定了解的视黄醇

说到视黄醇，大家可能会感到陌生。但是维生素 A 大家都知道，视黄醇就是维生素 A 的一种表现形式。视黄醇、视黄醛、视黄酸是三姐妹，视黄酸就是药店里可以买到的维 A 酸乳膏，视黄醇和视黄醛最终都是以转化成视黄酸的方式来发挥作用的。

我们的表皮是由皮脂膜和角质形成细胞共同组建而成的，是砖块形结构，像一面围墙一样保护着皮肤，在围墙内有条不紊地进行着细胞的各类生产活动。围墙上有专属的通道，通过蛋白质识别让不同的物质进出。对于细胞不需要的或者有害的物质，蛋白质通道就不会开放，这样细胞就能避免有害的物质进入。

而视黄酸就是能打开所有蛋白通道的万能钥匙，等通过通道以后，指挥启动一系列的生物化学反应，使细胞内关键工作高效进行，恢复细胞的生机。这样一种能够打开肌肤蛋白通道的物质，一定要好好监管，所以视黄酸作为处方药，不允许在化妆品中添加。

但是视黄醇，也就是"A 醇"，就不一样了，它比较温和，也是第一种被美国 FDA 认可的抗衰老成分，可以添加到各种护肤品中。视黄醇首先必须通过皮肤中的酶转化为视黄酸，也就是维 A 酸，然后再对肌肤产生相似的效果。长期使用视黄醇护肤的确可以让皮肤变得更好，但用错视黄醇可能会让皮肤变差。

视黄醇已经确认的护肤作用有：促进真皮层胶原蛋白的生成，让肌肤再次充满胶原蛋白，填满已经出现皱纹和松弛的部位；对抗光老化，减少紫外线对胶原纤维的破坏，防止皱纹和松弛的皮肤出现；让堵塞毛孔的多余角质脱落，恢复平滑紧致的角质层，让皮肤看起来更细腻光滑。视黄醇还有抑制黑色素形成的能力，间接地让你变白。

不过，视黄醇容易吸收紫外线被氧化，如果白天使用含有视黄醇的护肤品，有些人可能会变黑，所以白天不能用。视黄醇可以转化为维 A 酸，但具有一定的刺激性，如果使用不当会出现红斑、皮肤敏感、脱皮等问题，屏障功能受损的肌肤与敏感肌更要慎重使用视黄醇产品。

另外，临床研究表明口服高剂量的维 A 酸会导致胎儿畸形，外用维 A 酸也可以经皮肤吸收进入人体。尽管在一些专业的研究中，因为视黄醇转化得比较慢，使用视黄醇的护肤品并不会带来这样的困扰，且没有实际的案例显示视黄醇对孕妇、胎儿有影响，但是安全起见，孕妇还是要慎用含有视黄醇的护肤品。

总之，只要正确使用视黄醇类的护肤品，对咱们的皮肤是有好处的。

如何解决屁股下面的两块黑印

长期久坐的人，屁股上可能会有两块黑黑的印，有些女生很在意这个问题。其实这叫作皮肤的色素沉着斑片，是由于皮肤长期受压或者摩擦刺激造成的皮肤的色素增生。怎么缓解呢？教给大家一个简单的方法，可以用尿素霜软膏和0.1%的维A酸乳膏1∶1的比例混匀，每天晚上涂抹1次。另外，不要长期久坐，平时穿一些宽松点的裤子。

私处也能美容是真的吗

一些美容院宣称有水润娇嫩、收缩紧致、消炎排毒的私处美容业务，这靠谱吗？其实这种私处美容按摩不但没有宣称的作用，而且会有健康风险。女性的阴道是一种主要由平滑肌组成，具有弹性的器官，内壁是由黏膜构成的，内部环境呈酸性。所以，健康的阴道本来就很完美了，不需要美容。

私密处的颜色主要与遗传密切相关，其次会随着激素水平的改变和年龄的增长，皮肤色素逐渐沉着，颜色自然加深，但这与性生活的频率没有一点关系。如果盲目追求粉红色，私处只会变得脆弱且敏感。

还有一大错误是一味追求紧致。说到阴道松弛，很多人会抹一些乱七八糟的药，但其实女性的阴道有大量的弹力纤维，有着优秀的弹性，不会因为频繁的性生活而变松。关键问题在于年龄和分娩，在于盆底肌的锻炼。如果真觉得有必要让阴道更紧致，应该多练习凯格尔运动，这才是科学安全的方法。

靠美容私处来排毒养颜也是无稽之谈。白带是阴道的分泌物，月经是子宫内膜排出体外的现象，通通不是毒素。所以射频、激光等号称有阴道美容效果的仪器一律不靠谱，安全性和有效性均没有保障，甚至可能会导致阴道灼伤、瘢痕、性生活痛。

要漂亮更要保持健康

育龄期女性肚子疼时小心是宫外孕

医生圈流传着这么一句话，最怕患者说肚子疼，后面还有一句，更怕女患者说肚子疼。我在急诊轮转的时候，接诊过一个年轻的女患者，她在到医院的 3 小时之前开始出现肚子疼，吃了止痛药之后效果不明显，于是在妈妈的陪同下来到了急诊。

面对育龄期女性腹痛患者，有一个因素是坚决不能忽略的，那就是月经；有一种疾病是要警惕的，那就是宫外孕。她说已经 2 个月没有来月经了，本来就不规律，近期也没有性生活，并且说下个月结婚。现在没有月经，又没有性生活，我觉得不太对。

每个家庭都需要的健康呵护指南

体格检查之后，我更加怀疑导致患者腹痛的原因是妇科相关疾病，觉得妇科超声检查势在必行。当时女孩有些不情愿和害怕，不过还是配合做了检查。事实证明，导致她腹痛的原因正是宫外孕破裂出血。

正常情况下，受精卵由输卵管迁移至子宫里，然后安家落户，慢慢发育成胎儿。但是由于种种原因，受精卵在迁移的过程中出了岔子，未到达子宫，去别的地方了，而且还定居不走，这就叫宫外孕，医学术语叫异位妊娠。

有很多原因会导致宫外孕，这里特别要提醒一下，吸烟的女性更有可能发生宫外孕。当你发现不来月经，再加上肚子疼、阴道出血、小肚子上有包块的时候，一定要去医院查明原因，千万不要因为害怕或者不好意思而强忍着。一旦破裂出血，后果非常严重。

女人能不能站着尿尿

有传言，女性洗澡的时候站着嘘嘘，尿液会流进阴道，排尿不干净，会发生妇科病或者泌尿系统感染。真的是这样吗？

实际上，女性的尿道口和阴道口是很接近的，就算是采用蹲便的姿势，也无法完全避免尿液流向阴道口，这也就是女性在小便过后需要用纸巾擦拭的原因。而且尿道中的细菌比起阴道和肛门的细菌更少，所以相较之下，尿道更加脆弱。而且即便是站着尿尿，尿液也不可能会逆着重力向上流入阴道里面。

所以站着排尿并不会对女生的身体造成过多的伤害，真正对身体有害的是憋尿。大家在有尿意的时候一定要及时排出来，别憋着。

过度清洁当心妇科病

生活中很多人似乎都会把妇科病和性生活挂钩，还有人会说，只有私生活不检点的女生才会得妇科病，真相是这样吗？请听我娓娓道来。

我们通常讲的妇科病主要是指女生私密部位的妇科炎症，包括外阴炎、阴道炎、子宫颈炎、子宫内膜炎、输卵管卵巢炎等。的确，在性生活中以及事后不清洗的行为都会让女生成为这些炎症的高危人群。而且由于女性特殊的生理结构，尿道结构容易藏细菌，所以日常长时间如厕、每月定时的"大姨妈"、工作起来长时间憋尿等不良生活习惯都可能会引起泌尿生殖系统的感染，从而诱发炎症。

这个时候，很多女性朋友在洗澡的时候就会拼命用一些沐浴露或者私处洗液清洁。实际上女生的阴道有自洁功能，靠自己就能抑制细菌。频繁冲洗或者使用杀菌产品，反而容易破坏内部的菌群平衡，从而诱发妇科疾病。

所以不干净不行，太爱干净也不行。在没有妇科疾病的情况下，不要随便用一些私护洗液，更不要用沐浴露或者肥皂去洗，平时用清水洗洗就好了。

健康的私处也是有味道的，但不会是腥味，也不会很难闻。如果自己没有感觉不适，不用担心。但如果白带味道有明显的异味，而且伴有瘙痒等其他的不适感，就要及时就医了。

女生还有一些小习惯也需要注意，否则也容易导致妇科病。比如，贴身衣物一定要定期且及时洗干净；经期内不管是用卫生巾还是卫生棉条，都要注意及时更换，不能因为量少就加长每次使用的时间。

如果有尿路感染，要及早治疗；日常多喝水，有助于稀释尿液；冲洗尿道，降低致病微生物浓度。再次强调，不要憋尿。

这些所谓的妇科病其实没那么严重

1. 宫颈糜烂。其实这只是医学史上一个命名的失误，宫颈糜烂大部分属于正常的生理现象，如果你的 HPV 检查或者细胞学检查没事，就不需要特殊处理。

2. 盆腔积液。盆腔积液不等于盆腔炎，绝大多数少量的盆腔积液属于生理性盆腔积液，在排卵期和月经前后，盆腔可能会有少量的生理积液。几乎每个女性都会有不同程度的盆腔积液，一般积液深度在 3 厘米以下可以视为正常范围。如果没有其他不舒服的症状，是不需要治疗的。除非大量积液伴有下腹疼痛，或者阴道有异常的分泌物等情况，医生才会考虑到盆腔炎，才需要规范的抗炎治疗。

3. 子宫肌瘤。子宫肌瘤不一定都需要开刀，很多女性在 50 岁之前都会长肌瘤，大部分的肌瘤不需要手术。子宫肌瘤的手术指征并不完全是看它的大小，只有当肌瘤引起其他的问题，比如月经过多诱发贫血，压迫症状明显引起的尿频、便秘，或者是肌瘤引起的不能怀孕等情况，才需要处理子宫肌瘤。

4. 卵巢囊肿。生理性卵巢囊肿也是不需要治疗的。发现卵巢囊肿不用着急开刀，因为很多情况是卵泡滤泡囊肿、黄体囊肿，这类生理性的囊肿在月经结束后就会变小或者是自然消失。但是，如果随访期间囊肿一直存在，并且越来越大，报告提示可能是实质性的，或者是囊实混合包块，肿瘤标志物也出现了异常，这个时候需要警惕，有可能需要手术治疗。

5. 假性湿疣。假性湿疣是长在女性外阴上面的一小簇，类似小鱼卵、小毛毛，相对独立，不融合，不分叉，它不同于尖锐湿疣这种性病传染病，它并不是疾病，而是一种良性的组织增生，发生率大概 20%，通常和裤子穿得太紧有摩擦有关，一般不需要治疗。

6. 宫颈纳氏囊肿。这是因为宫颈新生的鳞状上皮细胞堵住了宫颈腺管口，导致腺体分泌物流不出来，堵住了，滞留了，就形成了囊肿。这种囊肿一般是散开的，就好比脸上的青春痘。纳氏囊肿不会癌变，也没有危害，一般无须治疗。什么时候才需要治疗呢？如果发生疼痛影响日常生活工作了，或者感觉阴道有胀满感，这个时候可以到医院咨询妇产科医生进行下一步治疗。

提前了解更年期的三种病

很多中年女性朋友到了 50 岁上下步入更年期，开始绝经，身体也进入了新的阶段，可能有三种病：

1. 骨质疏松。伴随绝经，体内雌激素水平会呈断崖式下跌，它对骨骼的保护作用几乎为零，骨量流失会加速，每年的骨量流失是同年男性的 10 倍，应该多关注补钙、维生素 D。

2. 冠心病、动脉粥样硬化。这种病症会随着体内雌激素水平下降，发病的可能逐渐上升，因为雌激素对女性的血管内皮是有保护作用的，所以更年期的女性更应该注意改正吸烟、饮酒等这些不良的嗜好；并且需要防治控制高血压、高血脂、糖尿病这些慢性基础病；培养良好的生活习惯，不熬夜，保持良好的心理状态。

3. 宫颈癌。随着年龄增长，女性到达绝经期，会增加宫颈癌的发病率，所以要注意每年妇科方面的体检，比如定期做宫颈癌的筛查。

频繁人工流产的伤害超出想象

虽然说人工流产可以作为避孕失败后的一种补救措施，但毕竟是有创的，尤其一些不安全的流产会增加并发症的发生率，甚至危及生命。比如，实施流产的医疗环境卫生不达标，进行人工流产的人员技术不过关，或者使用米索前列醇等对子宫刺激性大的药物进行流产，这些都属于不安全流产。

来自世卫组织的一项系统性的分析显示，在孕产妇的死亡原因中，有 7.9% 是由流产造成的，其中 45% 是不安全流产，而且每次流产对于身体尤其是子宫会有损伤。除了容易引起宫颈粘连、盆腔炎、月经失调等并发症，还可能会引起抑郁、焦虑等精神心理问题，最可怕的是反复人工流产会增加不孕的风险。

所以，别以为做人流只是一个简单的小手术，具体选择哪种方式、术后休息多久，对女性未来的身心健康和生育能力都有很大的影响。总之，希望大家能够重视人工流产，做好日常的避孕措施，不仅是对你自己负责，也是对新的生命负责。

姑娘们也要擦亮双眼，远离那些只为了一时爽而不顾女生身体安全、不负责任，想控制、伤害女性的渣男，更不要为了某个男人，赔上自己的健康与青春。

私处瘙痒有哪些原因

1. 衣物摩擦。外阴是身体主要的排汗部位，如果你穿得太多，包裹太多层衣物，湿气就全都捂在里边放不出来，滞留在皮肤上。湿气和摩擦还有残留的衣物清洁剂都可能会刺激这处身体部位，所以会感觉很痒。

2. 清洁过度。这样可能会使阴部的皮肤干涩，破坏私处弱酸性环境。有些女生会用忍耐程度内最热的水，然后用普通肥皂拼命地搓，甚至还用吹风机吹半天；还有些女生每次小便之后都用肥皂和水清洗，用热水和纯肥皂洗完之后就会特别干燥。私处充满湿气不太好，但私处这个地方是一层类似于口腔黏膜的组织，不需要完全干燥。

3. 刺激。有些女生会用一些卫生用品，也是引起阴部瘙痒的原因。

4. 过敏。有些女性对于精液很敏感，这也是另一个引起瘙痒的原因。

5. 皮肤病。像湿疹、银屑病、硬化性苔藓、扁平苔藓、慢性单纯性苔藓等也会引起严重瘙痒，还有尖锐湿疣早期也可能会引起瘙痒。

6. 雌激素水平降低。当你岁数大了，不来月经了，体内雌激素的水平会下降，也会感觉到干涩和瘙痒，可以在医生的指导下使用一些低剂量的雌激素软膏来缓解症状。

7. 外阴皮肤癌或者癌前病变。这个就很少见了，皮肤癌会在外阴引起一些引发瘙痒的小突起，并且不会消失。

8. 蛲虫。蛲虫是引起肛门瘙痒的主要原因，但也可能会引起阴部周围瘙痒。

9. 阴道感染。比如细菌性阴道炎、滴虫或者真菌感染都可能会引起瘙痒。

网红束腰产品的危害

束腰其实早在古代欧洲的时候就有，在当时摧残了无数的欧洲女性，现在反倒成了网红产品流行起来。网红束腰不但不能给你带来好的身材，而且它还有三大危害：

第一，它会破坏核心肌群的稳定性，导致腰腹出现肌肉萎缩，脊柱损伤等问题。第二，它会限制膈肌的运动。膈肌是我们呼吸时候重要的呼吸肌，一旦限制了它的运动，就需要胸骨和肋骨被迫代偿，导致肋骨变形。第三，它会压迫盆腔，给盆腔内的脏器很大的压力，于是就出现了漏尿的情况，甚至会破坏膀胱、子宫。所以，穿网红束腰会让自己的身体受到伤害，大家最好别穿。

乳房有了结节怎么办

体检经常会发现乳腺结节，但绝大部分的乳腺结节是良性的，当发觉乳房有了肿块，有疼痛感或者不适，一定要第一时间去医院做乳腺的专科检查。

检查之后，怎么判断自己的结节是良性还是恶性？乳腺 B 超报告一般会有分级系统。如果显示 1～2 级，说明是良性的，不必过分担心，坚持每年的体检就行；3 级说明有微小概率是恶性的，需要定期复查；如果是 4 级，恶性的可能性就大幅提高了，有时候需要做穿刺活检明确诊断；如果是 5 级，基本都是恶性的，这时就需要做活检或者考虑手术切除。

> 最后提醒女性朋友，如果乳腺有肿块，按摩、拔罐、吃药等方法不仅不能消除病症，反而会延误病情甚至加速扩散。

有哪些美容养生的谣言

1. 清宿便排肠毒的茶或药。其实，不管是传统医学还是现代医学都不存在"宿便"这个概念，减肥的茶、药大多是添加了刺激性泻药，比如番泻叶、大黄、芦荟，长期用可能会造成结肠黑变病。没错，你的肠子会变黑，严重者可能会增加肠癌的风险。

2. 酵素减肥。美容养颜的酵素只是个酶，外来的酵素进入人体根本发挥不了你想象的作用，这是医学常识。初中生物课上老师就讲过，酵素一旦到了胃里就会被分解。

3. 卵巢保养，涂抹药物、按摩穴位，红光理疗等。卵巢的位置比较深，前面有膀胱，药物没有办法发挥作用；按摩也是够不到的，都是在做无用功。还有一种更可恶的方式是用一种类似筋膜枪的东西去冲击你的腹腔，说是可以达到深部去按摩卵巢，这也没用，而且可能会损伤腹腔内的脏器。有的女性使用这种方法直接导致她卵巢上的囊肿破裂，差点要了命。

4. 乳房按摩。很多女性朋友感觉胸部好像有个包块，就选择去美容院按摩，希望能够通过按摩让包块缩小甚至消失。但事实并不是这样的，这些病灶经过外界的按摩刺激，不但延误病情，反而会加重或者说加速病情的发展。

也有众多女性去美容院按摩胸部是为了变大，我建议大家别乱揉，因为有不少胸部按摩揉出事的案例。我们的乳腺组织主要分为腺体和脂肪，腺体组织就像一串串葡萄，大力揉搓按压一串葡萄会怎样？一个字——破。当腺体组织破裂后可能会导致病情的扩散，尤其是乳腺癌，不正确的按摩会让癌细胞加速扩散转移。

5. 按摩淋巴结排毒。很多会所都有这种项目，但是相关部门没有批准任何一项按摩淋巴结排毒的技术，按摩淋巴结并不能排毒。淋巴结是咱们人体的免疫系统前哨，当你出现感染性疾病，淋巴结可能会发炎、肿大；当你发生肿瘤的时候，可能会转移到淋巴结，这么重要的组织，千万不要交给非医生群体来治疗。

女性日常筛查更重要

女性体检到底应该查什么

一是体格检查，内科、外科，还有妇科的体格检查，加上肛诊。

二是心电图、胸片正位、腹部 B 超，还有常规的子宫、双附件的检查，以及乳腺超声、甲状腺超声等。

三是血液及体液检查，血、尿、便常规，肝肾功能，血糖，糖化血红蛋白，血脂，还需查肿瘤标记物。

肿瘤标记物我要重点说一下，即使查出来有异常也不能代表你有癌症，你查出来正常也不能代表你不会得癌症。你可以重点查这几项：肿瘤标记物、甲胎蛋白、癌胚抗原、CEA、

Ca-125、Ca-199，还可以再多查一下 HPV 和 TCT。

妇科检查时的注意事项

网络上对于妇科检查过于妖魔化，妇科检查其实是非常安全的，大家不应该因为一些传言而害怕去做该做的检查。去做检查之前，有三个"不要"：

第一，不要穿连体衣，紧身衣。因为脱起来不方便，而且脱光容易着凉。第二，不要穿丝袜加高跟鞋的组合，会有一些味道。第三，需要避开经期，经血会对检查标本采集带来影响，而且会增加感染风险。在检查前 2～3 天，避免性生活。

> 另外，在做妇科检查时，你也可以行使你的三个权利：第一，你可以要求其他人离开现场；第二，阴道检查时，你可以要求医生动作温柔一些；第三，当你做完检查衣衫不整时，你也可以拒绝他人进入诊室。

宫颈癌：同房后出血需留意

有个女孩才二十多岁就得了宫颈癌。我问她怎么发现的。她说一年前和男朋友性生活之后，只是阴道有少量的出血，除此之外没有什么不舒服的症状。当时周围的朋友告诉她，这就是宫颈糜烂，没事，她也就没重视，没去医院看。

但是，某天她出现了阴道排液，也就是稀薄透明的液体，还有点异味，偶尔会有小肚子坠痛，她感觉情况不妙，立马来门诊。检查完发现她有一个菜花样的肿物，大概 4 厘米，HPV 检测提示高危 HPV16 阳性。拿到病历报告那一刻，她就哭了，她想不通为什么一发现就是癌症了呢，明明出现不舒服才一个月啊。

其实几乎所有的宫颈癌都与 HPV 感染有关。HPV 感染之后，一般要经历很长一段时间，才可能由宫颈的癌前病变发展为宫颈癌，在这期间通过早期的筛查发现癌前病变，就有机会阻断癌前病变发展成为癌症。

但是，HPV 感染是没有症状的，如果没有定期做筛查就很难发现，很多女性都是忽略了宫颈癌的筛查。如果这位姑娘两年前或者三年前做了宫颈癌的 TCT 检查，就有可能会提前发现这个问题，把它扼杀在摇篮里。

所以在这里提醒姑娘们两点：第一，性生活后阴道流血的要小心，一定要查明原因；不规则的出血一定要警惕。第二，定期做宫颈癌筛查。宫颈癌筛查一般有 HPV 检测和 TCT 检查两种方式，指南建议 3 ～ 5 年筛查一次。如果单独做其中某一项检查，建议每 3 年做一次；两个都做的话，建议每 5 年查一次。这里重点强调一下，性生活混乱或长期口服避孕药的姑娘们更要注意。

如何做宫颈癌的预防筛查

怎样预防宫颈癌是很多女性朋友关心的问题。快速准确的筛查对于宫颈癌的预防和早发现、早治疗至关重要。世界卫生组织发布的最新指南推荐 HPV、DNA 检测作为筛查的首选方法，而不是目前广泛使用的醋酸染色目视观察，也就是 VIA 和细胞学检查。HPV、DNA 检测可检测出高危型 HPV，准确性相对比较高，这些高危型病毒又和宫颈癌密切相关。

对于适龄的女性来说，以下这些建议很重要。一般女性从 30 岁开始就应该进行宫颈癌的筛查。有条件的还是建议首选 HPV、DNA 检测来筛查，每隔 5 ～ 10 年筛查一次。如果没条件，只能选择过去那种老方式，即 VIA 或者细胞学筛查，需要每 3 年查一次。

女性在 50 岁以后，如果按照世卫组织的建议进行了筛查，而且最近连续 2 次均为阴性，那么就可以松一口气了，但仍需定期筛查。即使一生只进行 2 次宫颈癌的筛查也是有益的，是不会白做的。

没有性生活，宫颈癌就几乎不可能找上你，这是真的吗？确实几乎所有的宫颈癌都是 HPV 感染导致的，HPV 感染的主要传播途径也是性传播，但是还有一小部分宫颈癌不是 HPV 感染所致。在所有的宫颈癌患者中，有 99.7% 的人能够检测出 HPV，但是还有 0.3% 检测不出来，因为还存在遗传等很多其他的危险因素，所以没必要因为害怕宫颈癌而拒绝性生活。

乳腺癌：那些失去乳房的女性

有位女粉丝是一位乳腺癌患者，她说很困惑失去乳房的自己还能不能当一个好妈妈和好妻子。她说女儿晚上还是会爬上她的床，但她只觉得内疚，因为有伤口，不能拥抱女儿，只能躺在床上看着女儿流泪。化疗后，她经常筋疲力尽，吃不下饭，喝不进水，一点耐心也没有。想给女儿讲故事，却总被恶心、呕吐打断，所有的事都得孩子爸爸来做。虽然女儿饿了困了有爸爸照顾，但她害怕在女儿眼里，她就是个病恹恹的废人。

从发现乳腺癌到住院做手术，再到回家休养，她老公做了所能做的一切，放下工作，忙前跑后，对她照顾得无微不至。老公越是这样，她心里就越难受，看到自己的伤口，内心总觉得自己不再是完整的女人，非常害怕被看到形体的改变。即使他不介意，但她依然会抵触性生活，对性生活感到恐惧。

看了她的留言，我很受触动，这可能是很多乳腺癌患者的心声。乳腺癌对一个女性产生的影响至少有三点：

第一点，情绪困扰。当医生告诉一个女人得了乳腺癌时，她可能会变成另外一个人，会觉得失去了未来，产生各种复杂的情绪，先是震惊、愤怒、崩溃、抑郁，到最后无奈地接受。

第二点，身体残缺感。乳房切除术、化疗，往往会让患者感到自己的身体变得残缺、不完整，因为头发越来越少，睫毛、眉毛也会稀疏。

第三点，失去乳房后不再女性化。切掉乳房对患者来说是场灾难，很多人根本无法面对术后的自己，觉得自己很丑，害怕老公因此嫌弃，甚至离开。她们会花费大量的精力去修补治疗的痕迹，用宽松的衣服、围巾甚至文身去掩盖，但终究是杯水车薪。

一个乳腺癌患者击退病魔，获得生存期的延长，不只需要及时的诊断、恰当的治疗，也需要乐观积极的心态与家人的陪伴和家庭的支持，尤其是丈夫的支持。在妻子患病期间，互相不只要多交谈，更要学会倾听烦恼，给她们更多的关心。

乳腺癌现在已经成为全球第一大癌症。中国女性乳腺癌发病年龄要比西方女性小十岁。为什么会这样呢？可能与以下几个原因有关：

1. 乳房太紧实。亚洲女性乳房的特点是脂肪少、腺体多，医学上称作致密性乳腺。致密性乳腺罹患乳腺癌的概率比非致密性要高 4 ～ 6 倍。

2. 肥胖。肥胖可以说是很多疾病的罪魁祸首，乳腺癌也不例外。

3. 生育太晚。据《中国乳腺疾病调查报告》中发布的数据显示，没生过孩子的女性比生过孩子的女性患乳腺癌的概率要

每个家庭都需要的健康呵护指南

高 2.5 倍，35 岁以上怀第一胎的女性则比 20 多岁怀孕生孩子的女性患乳腺癌的概率要高 2 倍多。也就是说，正常年龄段怀孕生子会大大降低患乳腺癌的风险。

4. 无法母乳喂养。现在很多年轻的妈妈为了保持身材或者因为工作，不愿意母乳喂养，但是给孩子哺乳是可以降低乳腺癌发病风险的。

对于很多女性朋友来说，乳腺癌更重要的是预防。怎么预防呢？

第一，生孩子别太晚。第二，不吸烟，也别吸二手烟。第三，减少动物脂肪的摄入，比如猪油和大肥肉。第四，限制饮酒，最好滴酒不沾。第五，积极运动，尤其是在青少年时期。第六，合理饮食，控制体重。第七，定期体检。女性可以每年做乳腺检查，让医生用手去触诊有无很硬的肿块，再做个乳腺B超。

最后在这里特别想提醒的是，女性朋友平时要尽量保持心情愉悦，别生闷气。

女性该了解的几个健康小知识

1. 没有那么多的月经不规律。不要因为这个月月经没有准时来，就担心自己月经不调了。正常的月经周期是 21 ～ 35 天，月经一般会来 3 ～ 7 天，但如果每次都固定多那么一两天，问题也不是特别大。当然，如果是突然不规律，还是要看医生的。

2. 红糖水不能治痛经。热的红糖水能让你心理上舒服一点，跟多喝热水的效果差不多，但其实并没有什么实际用处。大多数的痛经都是原发性痛经，很多情况下通过止痛药可以得到一些缓解。

3. 女性自慰并不羞耻。很多人觉得女性自我安慰是令人羞耻的，甚至会戴上危害健康的帽子，其实并不是这样的。女性自我安慰是一种正常的生理行为，不需要有任何的心理负担，只要方法合适，不用危险的道具，注意卫生清洁，就没有什么不可以的。

4. 长期久坐、穿不透气的裤子危害大。我发现很多女生很喜欢久坐和憋尿，长期久坐容易导致阴部、盆腔等位置的血液循环减慢，久而久之，会降低局部的抵抗力，从而容易发生炎症。而且长期憋尿也容易诱发泌尿系的感染，对健康也有很大的危害。不透气的裤子导致私处长期处于潮湿温热的环境中，容易造成细菌滋生，也会导致妇科疾病的发生，特别是经期，穿紧身裤更容易诱发妇科问题。

每个家庭都需要的健康呵护指南

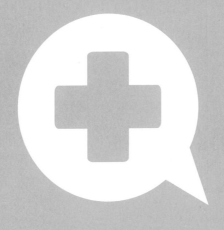

Part **6**

健康日常生活
这样做

从生活习惯开始呵护健康

哪些行为正在偷走你的免疫力

生活中，你可能不知不觉就削弱了自己的免疫系统，别让以下几个行为偷走你的免疫力：

1. 持续压力大。当你持续应对压力时，大脑会增加皮质醇的生成。根据美国癌症协会的说法，经常处于高压状态下的人，更容易得普通感冒和感染病毒。

2. 缺乏维生素 D。纽约范因斯坦医学研究所的免疫学家发现，维生素 D 水平低的人容易影响免疫力，增加他们患上自身免疫性疾病的风险。成年人每天应当摄入 600 国际单位的维生素 D，70 岁以上的老人建议为 800 国际单位。

3. 不爱喝水。随着年龄的增长，人们更容易脱水，这就会让免疫系统承受压力。脱水限制了抗菌蛋白分泌的唾液，这也就无法很好地防止感染。此外，水能将营养物质和氧气输送到细胞中，冲刷掉膀胱中的细菌，使血压正常化以及执行一些其他功能。所以，建议大家每天饮水量保持在 1500～1700 毫升。如果水分丢失比一般人多，则需要适当增加饮水量。

4. 吃糖太多。糖摄入太多难免会引起炎症，通过削弱白细胞的功能来降低免疫力。美国心脏协会建议男性每天对添加糖的摄入量不超过 36 克，女性不超过 24 克。

5. 酗酒。美国马里兰大学医学院的重症医学家发现，仅仅一个晚上的酗酒就足以严重损害免疫系统。

6. 缺乏锻炼和运动过量。久坐不动、缺乏锻炼也会损害身体对抗感染的能力。运动过量被称为过度训练综合征，如果不断地锻炼，不给自己的身体休息的机会，不仅妨碍健身目标的达成，而且会损害免疫系统的功能。

7. 体重超标。肥胖会严重影响免疫功能，阻止白细胞生成对抗炎症的抗体。

8. 熬夜。当人们睡觉时，身体会进行几个过程来修复和给身体充电，其中之一是确保免疫系统的正常运转。在睡眠过程中，身体生成名为细胞因子的原生蛋白，同时补充各种抗体。所以，睡不好也可能会让你爱生病。

9. 不爱洗手或者洗得不干净。预防疾病最基本的建议就是勤洗手，但有太多的人没有做到，要么是摸了门把手、手机、马桶等脏东西不洗手又揉眼睛、抠鼻子、摸脸，要么是洗了但是洗的时间不够长、不够彻底、不够干净。这些坏习惯都会让你接触到各种各样的致病细菌和病毒，从普通感冒到诸如病毒，再到链球菌和葡萄球菌感染等。平时要严格按照七步洗手法洗手，并要洗够 20 秒。

改掉这些问题，你的免疫力很可能就会提升。

久坐不动，当心肛周脓肿

坐多久算是久坐呢？每周超过 5 天的坐姿，或者每天超过 8 小时的坐姿，再或者经常连续 1.5 小时不起身活动，这三种情况都算久坐。久坐的危害有导致肥胖、糖尿病、心血管疾病、便秘、前列腺炎等。

以前我在普外科实习时，有幸被分到了肛肠科。有一天，有个患者撅着屁股来了，走路姿势和大猩猩一样，入院后诊断的是肛周脓肿。简单理解就是肛门周围化脓发炎了。

到了检查室等患者趴在检查床上，我才看清楚，一般的肛周脓肿是屁股上起大包，但这位患者是两个大包上隐约能看出点屁股的实体来，所以能走过来看病实属不易。我问他怎么拖这么久才来看病呢？他说他爱打麻将，有时候一打就是一天一宿。前一阵子他打麻将的时候屁股有点痒，然后开始疼，左边疼时他就用右边坐着继续打，右边疼时他就换左边坐，直到某天注意到自己屁股肿了才来看医生。

肛周脓肿的治疗方法是切开引流、清创，这位患者因为病情比较重，手术完基本上就相当于两边屁股各削掉一个橙子大小的坑。

我们平时一定要注意肛门周围的卫生，大便后及时擦干净，有条件的话最好上完厕所之后用温水坐浴洗洗屁股。另外，别久坐，别在厕所蹲坑太久，这些都是不好的习惯。

生活中有哪些伤腰的坏习惯

腰部健康的几个坏习惯，请大家注意避免：

1. 久坐。长期保持一个坐姿会使腰肌疲劳、僵硬，甚至受损，这也是很多年轻上班族早早出现腰肌劳损、腰痛的主要原因。

2. 弯腰搬重物姿势错误。弯腰搬重物这个姿势会使腰椎间盘受力突然增加，导致腰椎间盘通过薄弱的区域膨出或者突出。正确的姿势应该是：先蹲下，保持腰背的直立，用双臂和双腿的力量去拿重物。当然最好的办法是花钱请专业人士去搬。

3.半躺或者半靠的姿势。类似"北京瘫"这种姿势会让咱们的腰椎缺乏足够的支撑，改变原有的幅度，使腰椎的受力不断增加，造成腰椎间盘突出。

4.走路或者跑步的姿势不对。含胸驼背地走路会压迫腰椎，使腰部受损。

5.长期穿高跟鞋。穿高跟鞋会使重心前移，造成骨盆前倾，脊柱弯曲增大，腰椎的受力也会集中，长期如此会使椎间盘受损。所以，女生最好别穿高跟鞋，如果不得不穿，建议穿低于6厘米的高跟鞋。走路的时候注意把重心尽量放在脚后跟，不要放在前脚掌。

电子烟是传统香烟的健康替代品吗

现在，很多人出于健康考虑改抽电子烟，而且越来越多的年轻人开始抽电子烟，但是电子烟真的是相对健康的卷烟替代品吗？电子烟比传统香烟更安全吗？

电子烟并不是无毒无害的，更不能作为戒烟的手段。电子烟依然含有尼古丁，会让人产生依赖性，对人体的心血管系统有直接的影响。有些电子烟还含有其他物质，并且现在无法证明这些物质在加热制气态后依然无毒无害。已经有多项研究发现，使用过电子烟的吸烟者更不会戒烟。

另外，电子烟也会产生二手烟。并且研究显示，被动吸

　　　　　　　　每个家庭都需要的健康呵护指南

入电子烟的人吸入的物质含有尼古丁细颗粒污染物 PM2.5，还有其他的有害物质。电子烟比传统香烟安全的说法并没有依据。

世界卫生组织对于尝试戒烟者有以下几点建议：第一，确定戒烟日期后，严格遵守，一根都不抽。第二，戒烟的早期会有头晕目眩、烦躁不安、嗓子疼等症状，这些症状会在 1 ～ 2 个月后消失。第三，扔掉所有的香烟、打火机、烟灰缸。第四，加强运动，多喝水。第五，不要想着再复吸了，有第一支就会有第二支，第三支。第六,一定要坚信不吸烟对自己的身体有好处。

戒烟后我们的身体会发生哪些变化

戒烟后的 20 分钟之内，你的心率和血压会下降。12 小时后，你血液中的一氧化氮水平就会降到正常水平。2 ～ 12 周之后，你的血循环会得到改善，你的肺功能也会增强。1 ～ 9 个月后，你的咳嗽、气短的症状就会减轻。

1 年后你患冠心病的风险大约是吸烟者的一半。5 年后你中风的风险就会降到非吸烟者的水平。10 年后，你患肺癌的风险就会降至吸烟者的一半左右，患口腔癌、喉癌、食管癌、膀胱癌，还有胰腺癌的风险也会降低。戒烟 15 年后，你患冠心病的风险就会和不吸烟的人持平。

伤头发的坏习惯有哪些

1. 不梳头就开始洗头，头发里的脏东西藏在深处，无法被彻底清洗干净，会损伤发质。

2. 护发素涂抹在发根，会堵塞毛囊，进而也会损伤发质，一定要涂抹在发梢。

3. 用指甲挠头发，这样会损伤头皮，造成破损，进而发生细菌感染，也可能会损伤发质。

4. 洗完头之后不吹干就睡觉，头发还是湿润的，毛鳞片是打开的，头发极其娇弱，不耐摩擦，极易受损，所以最好吹干之后再去睡觉。

转脖子总是咔咔响是什么原因

很多朋友低头玩手机一段时间，或者工作一会儿后，感觉脖子后面比较僵硬，然后转两下脖子或者扶着脖子掰两下头，会出现响声，在医学上叫颈椎弹响。弹响的主要原因是颈椎的椎体、韧带、关节囊和肌肉长期处于相对劳损的状态，变得非常紧绷紧张，而且关节之间的关节液也会减少，出现退行性变，组织之间相互摩擦，就出现了响声。

每个家庭都需要的健康呵护指南

如果你在出现响声之后，没有不舒服的症状，那就是生理性的弹响，不必太担心。不过，如果你出现了比如头晕、恶心、手麻的症状，就需要尽快去医院好好查一查。尽管对于大部分人来说，生理性的弹响并没有什么事，但不建议大家经常做这一动作，因为会加速颈椎的退行性变。

掰手指会得关节炎吗

掰手指时关节会咔咔响，对关节有害吗？关节弹响可以分为生理性弹响和病理性弹响，很多人喜欢这样咔咔去掰，事实上手指能发出咔咔的响声有着很多理论，其中的气泡理论是广泛被认可的。

气泡理论是指当关节受到拉或者折时，关节腔中会出现一个很明显的空隙，周围的气体会急速地向空隙内扩散，发出清脆的响声。实际上，这种响声就是关节腔内气体扩散波的震动声。生理性关节弹响常见于关节发育的成熟期，所以小孩和老人的手指都不太容易出现响声。

那么，掰手指有什么危害呢？如果只是生理性弹响，没有明确证据表明有危害，也不会因此得关节炎或者导致关节变形，反而会增加关节的灵活性。如果关节的灵活性长期得不到充分发挥，将导致关节的功能减退或者结构退化。因此，适度的生理性弹响有益无害。

怎么判断是不是生理性弹响呢？如果你的关节弹响符合以下四个特征，就是生理性弹响：

第一，只发生在关节受到突然的牵拉或者曲折的时候；第二，弹响前，关节必须有一定时间的静止期；第三，响声清脆单一，不重复；第四，没有疼痛或者不适感，弹响后有轻松感。

如果不符合这四个特征，就有可能是病理性弹响，需要及时去看骨科医生。

憋尿危害大，不做憋尿人

我敢打赌，所有人都做过一件事儿，那就是憋尿。虽说关键时刻忍一两次问题不大，但如果养成了憋尿的习惯，就不好了。俗话说得好，憋尿一时爽，膀胱火葬场。当尿液库存已满的时候，尿道括约肌会收紧，像大坝一样死死挡住滚滚洪流，不放过任何一滴尿，直到我们进了卫生间。

但是，如果持续憋尿，膀胱就像吹气球一样，膀胱壁会被撑得越来越薄。虽然一般情况下不至于直接爆炸，但如果长期被迫撑大，容易失去弹性，而导致不良后果。

女生由于生理结构特殊，尿道比较短，如果长期憋尿，容易让细菌活跃而发生尿路感染。而且一旦出现第一次，就可能有第二次和反复发作。男生看到这里也别太高兴，虽然男性的

每个家庭都需要的健康呵护指南

尿道比较长，憋尿不容易发生尿路感染，但长期憋尿也可能引起慢性的前列腺炎。

另外，不管男女，长期憋尿还容易发生排尿性晕厥。如果憋尿过久，释放时又比较用力过猛，导致膀胱压力突然减少，可能会引起血压下降，一不小心就会倒在洗手间里。

快来给健康生活支妙招

很多人都不知道如何保护自己的牙齿

如何保护好自己的牙齿？很多人都做得不对。你拿着牙刷，是不是就像握着钢锯一样，横着刷牙？以后千万别这么做了！长年累月，你会成功地将牙齿"锯"出一条很深的沟，导致牙齿敏感，遇到冷热刺激更明显。正确的刷牙方法是用改良巴氏刷牙法，方法是：

1. 将刷头置于牙颈部，刷毛指向牙根方向（上颌牙向上，下颌牙向下），刷毛与牙长轴（就是牙尖到牙根的方向）呈45°角，轻微加压，使刷毛部分进入牙龈沟内，部分内置牙龈上。

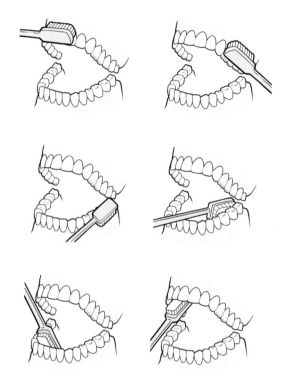

2. 从后牙颊侧以 2～3 颗牙为一组开始刷牙,用短距离的水平颤动的动作在同一部位数次往返,然后将牙刷向牙冠方向转动,拂刷颊面。

3. 刷完第一个部位后,将牙刷移至下一组 2～3 颗牙的位置重新放置,注意与前一个部位保持有重叠的区域,继续刷下一个部位,按顺序刷完上下牙齿的唇(颊)面。

4. 用同样的方法刷后牙的舌(腭)面。

5.刷上下牙舌面的时候。将刷头竖放在牙面上，使前部刷毛接触龈缘，自上而下拂刷。刷下前牙舌面，自下而上拂刷。

6.刷咬合面时，刷毛指向咬合面，稍用力做前后来回刷。

记住，刷牙是个功夫活，除了方法要正确，每次还要刷够3分钟。长时间敷衍的话，沉积在牙齿上的牙菌斑就会很难清理干净，慢慢就会引起蛀牙。

除了上文说的刷牙方法和时间，这些坏习惯会破坏你的牙齿，也需要我们改正。

1.用硬毛牙刷。你买牙刷是不是就喜欢硬的？硬毛牙刷容易损伤牙齿、牙龈，时间久了会导致牙齿磨损、牙龈萎缩。买牙刷时可以摸一摸样品，选择刷毛偏软的牙刷。而且，牙刷一定要每3个月换一次！超期使用的牙刷刷毛变形，也会有菌斑沉积，清洁效率会大大下降。

2.晚上不刷牙。早上刷牙，基本人人都能做到。毕竟都是要面子的人，害怕一夜积攒的口臭伤人。但一到晚上就会找各种理由不刷牙，这个坏习惯对牙齿的伤害非常大！当你睡觉时，唾液分泌量减少，口腔自洁能力变差，一夜醒来，你的嘴巴就像个垃圾桶，成群结队的细菌在里面开舞会。尤其是睡前吃了很多零食，简直就是给细菌特供的自助夜宵。它们会分解这些食物残渣，然后生产酸性物质，腐蚀牙齿。

3.用牙签剔牙。吃东西后难免塞牙，尤其是牙齿缝隙大的人，很多人会拿出牙签，张开嘴巴就是一通抠来抠去，食物渣子还挤在牙齿之间不肯出来，牙齿倒是遭了殃。时间久了，可能会导致牙龈萎缩。

4. 用牙齿干除了吃饭以外的事。有些人特别喜欢用牙齿干一些本不应该干的事，比如当瓶起子、当剪刀、当钳子。你的牙齿不是万能工具！这样做看似方便，但久而久之，牙齿会出现看不见的裂纹（牙隐裂），甚至突然崩碎。

5. 长期用一侧牙齿咀嚼食物。总习惯用一侧的牙齿嚼东西，这一侧牙齿往往会磨损严重。另一侧牙齿磨损较轻，导致两侧牙齿磨损不对称，时间久了，脸看上去也会变歪。平时大家要有意识地用两侧牙齿交替咀嚼食物，不能光用一边。

6. 没有定期洗牙的习惯。建议每 3～6 个月进行一次口腔检查，每半年洗一次牙。如果实在做不到，至少要一年洗一次牙。

怎么挑选漱口水

很多人认为要做好护理口腔，主要做好刷牙就够了，但其实这是不对的。要知道，人体的口腔中有 500 多种至少 2000 亿个细菌，如果不注重口腔卫生，这个数字更是会达到惊人的 1 万亿。想要只靠刷牙来完成护理口腔是不太可能的，所以人类还发明了漱口水。

但是，很多漱口水中都含有酒精，虽然酒精可以消毒，但不代表可以用酒精来清洁口腔。因为人体的口腔环境很复杂，里面不只有坏的细菌，也有好的细菌，只有这两种细菌相互作用，相互冲抵，我们的口腔才能够维持动态平衡，口腔环境才会健康。如果使用含酒精的漱口水，只会不分青红皂白地把所有细菌都一网打尽，让牙齿的生存环境更加艰难。所以，漱口水最好选择不含酒精的。

如何让熬夜变得舒服点儿

睡多晚算熬夜？这里分三种情况。严格来讲，每天 23 点之后睡觉就算熬夜。有规律的晚睡晚起，能够保证 7 小时的有规律的睡眠，勉强不算熬夜。比熬夜危害更大的，是不规律的睡眠。忽早忽晚，忽长忽短，睡眠不足可能会导致抑郁症、心脏疾病、阿尔茨海默病等。

很多时候，我们因为工作、学习不得不熬夜，那有什么办法能让熬夜变得更舒服呢？

首先，在熬夜前你要做一些小小的准备，比如白天可以睡 30 分钟到 1 小时的午觉，有助于减轻熬夜的疲劳感。

其次，晚饭不要吃太饱，可适当吃一些全谷物、豆制品、瘦肉等富含维生素 B 的食物，有助于对抗疲劳。如果嫌麻烦，可以口服 B 族维生素片。

最后，在熬夜的过程中，需要注意每半小时起身活动一下。熬夜如果久坐不动，会增加疲劳感，对身体更不好。如果熬夜饿了，可以选择吃一些水果、坚果、燕麦酸奶、八宝粥等食物，这里面的碳水化合物和维生素的补充可以适当减轻缺觉对大脑的影响。如果情况允许，最好在熬夜过程中片刻补觉，眯一会儿，可以最大限度地减少熬夜对睡眠和生物节律的影响。

如何在熬夜之后满血复活

首先，科学补觉。如果熬夜时间不长，就不建议赖床，可以采取上午或者中午以打盹儿的方式补觉，通常睡眠时间也不需要太长。如果前一晚大部分时间都在熬夜，那么建议第二天上午充分补觉。为了不影响晚间的睡眠，午饭之后就不需要再补觉了。

其次，重视早餐。熬夜之后吃顿早餐很重要，早上适当进食可以改善情绪，提高认知能力。奶、燕麦、豆类、水果可以多吃一些，但不要吃甜食，过多的糖会让人白天更疲惫。也可以适当补充维生素 A、维生素 B，可以营养视神经，缓解视疲劳。

最后，别吃得太咸，多吃含钾丰富的食物，比如说香蕉、豆类、冬瓜、海带等，有助于体内排出多余的钠，缓解水肿。

以上这些方法可以减轻熬夜的危害，同时增加工作效率。但我还是要说，最好的办法就是不熬夜。

防脱发的三个误区

防脱发的三个误区大家都知道吗？

误区一：在头皮上涂抹生姜可以生发。这种奇迹不太可能会发生。在头皮上直接涂抹生姜，不仅不会促进头发生长，反而可能会刺激毛囊，严重的情况下还可能会加重你的脱发。

误区二：脱发不治会自愈。这个说法不完全对。因为每个人脱发的类型和原因都不一样，需要看医生找出病因，看看自己是哪种类型的脱发。一般的产后脱发，很多人都可以自愈，但是，如果是常见的雄激素性脱发，自愈的可能性就比较小了，需要到医院进行正规治疗。比如，使用外敷蔓迪米诺地尔酊，一方面能促进头发新生，另一方面能抑制头发脱落。千万不要自己私下乱试各种民间偏方。

误区三：经常洗头，可以促进头发新生。这种说法也是错的，因为洗头和促进头发新生没有明确的关系，而且市面上常见的防脱洗发水虽然很多，但不含有效的药物成分，所以单靠防脱洗发水来拯救你的发际线很难。

如何防脱发

每天掉多少头发算脱发？从医学上讲，每天掉超过 100 根的头发就算脱发，如何判断呢？你可以在洗完头后的 1～3 天，用手从发根往上拉起，如果每次能牵拉出 1～2 根头发，那么你完全不用担心；如果牵拉出 3～5 根，就要警惕脱发的隐患了；如果牵拉出 5 根以上，就有可能是脱发。

脱发的原因有很多，网上各种生发液、偏方也不胜枚举。之前，国外一个小伙子六年没用洗发水洗头，从原来的地中海变成了狮子王，这个看起来有点极端的方法竟然对他有效，但是对其他人不一定。

洗头可以不用洗发水，头皮是人体中分泌皮脂很多的一个部位，皮脂就是平时说的头油，有保护头皮的作用。只用温水洗头可以防止洗掉过量的皮脂，维持头皮健康，但如果皮脂分泌量大的人只用温水洗头，会让皮脂过剩，造成头皮毛孔堵塞。如果你生活的环境污染比较大，风沙比较大，头发就更容易脏，毛囊就更容易堵，如果不用洗发水很难把脏东西洗下去，可能头发会掉得更快。

防脱的洗发水真的有用吗

到目前为止，所有的防脱洗发水不管有没有取得资质，不管是什么品牌，做什么样的广告，都是概念大于实际的疗效。想要通过防脱洗发水来促进头发生长，阻止头发脱落，这几乎是不可能的。防脱洗发水是有可能对你的头皮有一定的好处，滋养头皮的毛囊，甚至有可能会稍微减缓一点掉头发的速度。

可是，如果你期望一款洗发水可以让你长出浓密的头发，那是不可能的。如果你想治疗脱发，一定要去正规医院的皮肤科做正规的治疗。治疗脱发的药物需要长期使用，一般需要好几个月才能看得出来比较明显的效果。另外，早期使用效果才会好，等你的毛囊都已经萎缩了，坏死了再用，那就太迟了。

快速解酒的方法

大量酒精一旦进入人体，会对人体造成很大的伤害。如果你喝了过多的酒，最好在开始的时候呕吐，把它吐出来会好一点，但是催吐也是有副作用的。

我不建议你去卫生间抠嗓子眼，如果酒精已经被吸收入血液里了，光催吐是没有用的，这个时候应该多喝一些水，尽量喝白水，不要喝茶水。如果你喝不进去白水，可以喝一点糖水，最好是用梨煮的带点甜味儿的水，这些含有糖分的水有渗透性，利尿的作用虽然不强，但是可以让身体内的酒精快点排泄出来。当把酒精快速代谢出来后，你会好得快一些，所以多喝水是最有效的办法了。

如果你已经觉得胃疼或者很难受，处于醉酒状态，或者断片儿了，也可以去医院。医院会给你开一些保护胃黏膜的药物，解除痉挛或者降低颅内压，补充水电解质等，进行对症处理，但如果到了这种状态那就比较危险了，千万不要掉以轻心。

每个家庭都需要的健康呵护指南

快速止住打嗝的小方法

打嗝在医学上叫呃逆，主要与膈神经和迷走神经的兴奋性相关，刺激膈肌痉挛收缩，声门会紧闭，然后就会打嗝。它分为普通性呃逆和顽固性呃逆，顽固性呃逆是超过 1 个月不能自愈的打嗝。

我们分享曾经获得过搞笑诺贝尔医学奖的止嗝方法，是用手指给打嗝者做直肠指诊，伸进他的肛门做圆周运动，按摩直肠。受试者在 30 秒钟之内逐渐停止打嗝，并且在 30 分钟之内不会再复发，主要是因为直肠壁上有很多交感和副交感神经，通过刺激这些神经，打断原有的异常反射弧。

当然，上面的方法估计一般人也不会用，我给大家推荐更实用的方法，那就是用两只手的大拇指压住耳朵，食指压住两侧的鼻翼，剩下的手指拿起一杯水，全部喝下去，这样就可以止住打嗝。

如何缓解颈部酸痛

每低一点头，颈部所承受的压力就增加一点。这里分享几个保护颈椎的方法：

1. 热敷，用热毛巾盖在脖子后面，每天 20 分钟，平时也要注意对颈部的保暖。

2. 尽可能少低头玩儿手机；看电脑时，尽量让电脑屏幕不低于眼睛水平。

3. 睡觉时不要枕高枕头。

4. 不要一个姿势坐太久。

还有个小动作，可以有效缓解颈项部疲劳，预防颈椎病，当你感觉到颈部疲劳时，可以做 5 ～ 10 次缓解一下。

第一步，屈伸动作：轻轻低头，慢慢仰头，舒缓我们颈部的肌肉。

第二步，仰头的同时耸肩、缩脖、活动我们的肩胛。

第三步，头手对抗：双手交叉，置于脑后，头往前，手往前，头与手互相对抗，坚持 20 秒。

你以为的养生其实是在养病

别胡乱熏艾灸，小心烫伤

一位粉丝向我求助，她妈妈去所谓的养生馆学艾灸，回到家后把自己严重烫伤，浑身有水疱、血疱，而且她妈妈对此还深信不疑，说这是在排毒，怎么劝都不听。

其实，医院里也会接收一些因为熏艾灸烫伤的患者，用艾灸治疗各种病，有治前列腺的、妇科病的、脚崴的、骨折的，更多的是各种用艾灸养生的。很多人都是自己在家操作，结果烫伤化脓感染后来了医院。

不要过于迷信艾灸，不是说艾灸没用，而是我们要理性看待，要去正规的医院或者医馆艾灸。无论是传统的艾灸还是现在的艾灸仪，都不应该长时间熏艾灸，一个穴位最长不超过 1 小时为宜。熏艾灸时要注意艾条材料与皮肤的距离，不能离皮肤太近。另外，在艾灸过程中，要避免艾灸材料的灰掉到身上，以免烫伤皮肤。

哪些卫生习惯其实害了你

下面这几个错误的卫生习惯，其实是不对的，赶紧看看你有没有：

1. 使用抗菌皂洗手。很早之前美国 FDA 就已经把抗菌皂禁售了，因为抗菌皂和普通肥皂对于清洁手部没有任何区别，反而有坏处。有研究表明，抗菌皂里面的添加剂，比如三氯卡班、三氯生，可能会对手部的有益菌产生非常大的影响。

2. 冲厕所不盖马桶盖。如果你不盖马桶盖，里面的水、渣有可能会飞溅得很高，到时候污染你的毛巾、牙刷、牙杯，那可就不好了。

3. 用擦屁股的卷纸去擦嘴。那种卫生纸和普通的抽纸生产标准是不一样的，里面的菌落数也是千差万别，有些钱真不能省。

4. 用纸巾把食物包住。为了给纸巾增白，有些厂家在纸巾生产过程中往往会使用荧光增白剂。荧光增白剂是一种化学毒物，当与油脂类的食物接触后，温度越高就越会加速其向食品中迁移。你吃进去的荧光增白剂在体内不易被分解，如果长期摄入，毒性会在肝脏中积累。

5. 起床后立马叠被子。起床后要把被子翻过来铺开，晾晒10分钟再叠起来。这是因为人在睡觉的时候会排出大量的汗液，起床之后把被子叠起来，汗会捂在被子里，就会给病原体造成一个良好的生存环境，时间一长，不仅有汗臭味，也不利于健康。

6. 用毛巾擦干餐具以及水果。我们生活中所用的自来水都是经过净化消毒处理的，用自来水洗过的这些餐具，水果基本上都是洁净的。你在用毛巾擦的时候，毛巾上附着的大量细菌反而会造成二次污染，不如自然晾干。

7. 用白酒消毒碗筷。有些人常用白酒来擦碗筷，其实医用消毒酒精的度数为75%，而一般的白酒酒精含量都是小于52%的，根本达不到消毒的目的。

8. 用纱罩罩住食物。最好将食物包裹一层保鲜膜，然后放入冰箱。纱罩虽然能防止苍蝇落到食物上，但是停留在纱罩上面的虫卵特别容易从纱罩孔中落下而污染食物。

随便用手抠鼻屎有哪些坏处

有一次，上班路上，我看见一位大爷把口罩一摘，然后开始抠鼻屎，先是捻一捻，再弹一弹。这画面，我简直不忍直视。挖鼻孔是个坏习惯，建议大家最好改掉。抠鼻屎有三个坏处：

第一，损伤鼻腔当中的鼻毛。鼻毛的作用是阻挡灰尘以及病原微生物，是我们免疫系统的第一道防线。经常抠鼻孔会损伤鼻毛，导致我们身体免疫系统的第一道防线受损，进而让我们的免疫力下降；同时会引起鼻毛囊的炎症。

第二，经常挖鼻孔会导致鼻出血。用力过猛，可能会导致鼻腔黏膜损伤感染，感染进一步加重会通过鼻窦到达颅腔，导致颅内感染。有时，还会引起一种叫海绵窦血栓形成综合征的病，治疗不及时的话，死亡率很高。

第三，手非常脏，上面有细菌与病毒，所以经常挖鼻孔会导致感冒的次数增多。如果你坚持不用手去挖鼻孔，感冒次数会大大降低。

有人说，我忍不住，我就是想去挖，怎么办？大家可以把手洗干净，然后用流动的水去清洗你的鼻腔，希望大家可以改掉挖鼻孔的坏习惯。

漱口水的三大误区

误区一，以为漱口水可以取代刷牙，这不利于口腔卫生。很多年轻朋友早上起来不刷牙，直接漱口水咕噜两下，这样肯定不行。

误区二，选择漱口水时别偏信广告，要看成分。如果你有口腔溃疡、牙龈炎等口腔上火的症状，或者刚刚洗完牙、拔完牙，或者正在做牙齿矫正，导致口腔黏膜有创口，这个时候就要选择功效型的漱口水。因为它除了含有用于抑菌的葡萄糖酸氯已定以外，还含有一些修复口腔黏膜的成分，促进创口愈合。

误区三，不要过于频繁地使用漱口水，使用过于频繁会导致口腔的细菌失去生态平衡，反而不利于口腔的健康。另外，那些夸大宣传美白牙齿的漱口水千万不能信。

网红洗眼液真的靠谱吗

网红洗眼液不靠谱。我们的眼球表面覆盖了一层泪液，可以保护和滋润眼球。泪液的成分非常复杂，包括脂质白蛋白、球蛋白、免疫球蛋白、溶菌酶等，为的就是保护我们的眼球，抵御外界微生物的入侵。

泪液微环境的稳定对于避免发生干眼症，避免眼球感染很重要。而洗眼液可能会破坏泪液的微环境，反而对咱们的眼部健康不利。

另外，这些洗眼液开封后一般保质期是 45 天，大概率是添加了防腐剂的。如果真的要洗眼，建议用不含防腐剂的人工泪液去洗。

什么时候才需要洗眼呢？只有在你患有感染性的结膜炎或者角膜炎导致眼部分泌物较多的时候才需要，并且要在医生的指导下洗。

关于养胃的三个误区

误区一：丁香茶能够根除幽门螺旋杆菌。根除幽门螺旋杆菌目前是无法通过单一药物来解决的，更不用说是喝茶了，只能通过药物联合治疗。临床上常用的有三联、四联治疗方案，疗程 10 ～ 14 天不等。

误区二：喝白粥能够养胃。养胃是中医的说法，西医没有明确的定义，但是可以理解成不伤胃，让胃正常发挥生理作用。白粥作为流食，短期内可以减轻肠胃负担，但如果长期喝白粥，反而容易引起胃肠功能减退。

如果你实在是想养胃，你可以吃点儿古法纯藕粉。同样是流食，它除了好消化之外，还含有可以消炎、抑制胃酸分泌的鞣质，以及能够缓解消化性溃疡和胃肠功能障碍等症状的天冬酰胺。但是切记要吃片状的才行，颗粒状的藕粉是含有麦芽糊精的速溶藕粉，尽量少吃。

误区三：胃疼吃布洛芬止痛药。布洛芬是非甾体类抗炎镇痛药，在胃酸的条件下，可以直接侵蚀胃黏膜，导致胃黏膜屏障功能受损，所以胃疼时如果服用布洛芬会加重病情，甚至会引起胃溃疡、胃出血等上消化道并发症。

如果你长期胃不舒服，一定先到医院做检查，确认是什么问题。在药物治疗的基础上，配合科学的养胃方法，进餐定时、定量，细嚼慢咽，不吃辛辣刺激、坚硬粗糙的食物，早餐不要长期喝粥，可以吃点儿古法纯藕粉，搭配一些富含维生素 A 的食物，比如西蓝花，这样才能真正养好你的胃。

关于养生的错误认知

颈椎病、腰椎病、脱发、肥胖、皮肤差，越来越多的 90 后开始担心自己的身体，陆陆续续加入了养生续命的队伍。看体检报告的紧张程度不亚于当年查高考分数，毕竟你熬过的夜，做过的伤身体的事，体检报告都会一一帮你记着。你在做的养生方法可能很多都是错的，比如：

1. 乱补维生素。一般人正常且均衡的饮食就不会缺乏维生素，有些人就喜欢夸大它的作用，但是过量服用在体内累积，可能引发中毒反应。比如，如果你过量服用维生素 C，就会增加尿路结石的风险。

2. 保温杯里泡枸杞。枸杞用水来泡，未必能充分发挥枸杞的营养价值，特别是当时间和温度不够时，泡出来的那些生物活性物质就很少。

3. 乱用排毒养颜的茶或药。正常人身体里并没有你所理解的毒素，你吃的那些茶、排毒的药，其实里面大多添加了刺激性的泻药，就是让你拉肚子，产生排毒的错觉，但长期这样是有可能引起结肠黑变病的，甚至增加肠癌的风险。

4. 趁热吃。饮用或食用 65℃ 以上的东西，有增加食管癌的风险。每吃一口，食道就要经过 9 秒钟被烫的梦魇。不仅是热饮，火锅等热食也有风险。

5. 每天 1 万步。这样不仅会毁掉膝盖，还有可能走出滑膜炎。走路尽管有利于健康，但要适度。暴走模式很容易损害腿部。《中国居民膳食指南（2022）》指出，每天 6000 步才是最合适的。当然具体的步数要因人而异，但是没那么神奇。

6. 多喝水，每天 8 杯水。实际上一天饮水量在 1500 ～ 1700 毫升就差不多了。

7. 血液里存在垃圾，会形成血栓。血液里根本就不存在所谓的垃圾，有的只是正常的代谢产物，你多喝点水，多上几趟厕所，就能排泄出去。

8. 换季输液可以疏通血管。这不但没作用，反而可能会引起心力衰竭、过敏反应，加重你的病情。

9. 碱性体质更有益于健康。实际上根本就没有酸性体质或碱性体质的说法，人体的酸碱是平衡的。

减肥与饮食、运动的相爱相杀

对减肥的正确认识

人人都想减掉身上的肥肉，但是哪有那么容易。要想减掉身上 1 公斤的脂肪需要消耗 7700 大卡的热量。1 大卡等于 1000 卡。如果你对这些数量没有概念，可以这样类比，跑步 1 小时可以消耗 550 大卡的热量，也就是说，你需要连续跑约 12 小时才能消耗完身上的 1 千克脂肪。

别小瞧这 1 千克脂肪，它的热量约等于 55 块炸鸡，51 罐可乐，115.5 块巧克力，64 碗米饭。所以，减肥真不是一件速成的事，减肥成功的必要条件一定是坚持和自律。

快速瘦身减下来的重量大多是水，不是脂肪，很容易反弹。方法不对，努力白费，这句话尤其应该送给胡乱减肥的人。减肥的目的是减少脂肪，而不是一味地追求体重下降。只有通过适当的饮食控制加上科学的运动，才是减肥的正确方法。只有掌握了真正的减肥知识，摆正心态，才能持续地瘦下来。

什么是碳水循环减肥法

简单分享一下什么是碳水循环减肥法。

它是以 4 天为一个周期，第一天叫高碳水日，这一天三餐都要吃碳水化合物，而且要吃饱，同时要保持高强度、长时间的有氧运动，大概要持续 1 小时。第二天叫中碳水日，这一天只有早餐和午餐吃碳水，晚餐只吃蛋白质和蔬菜，同时保持 30 分钟的有氧运动。第三天叫低碳水日，这一天，早餐或者午餐吃碳水，其余两餐，只吃蛋白质、蔬菜和少量的坚果，同时保持 30 分钟的有氧运动。第四天是最关键的一天，就是零碳水日，这一天任何的碳水化合物都不要吃，也不要做任何的运动，只吃蛋白质和蔬菜。

以 4 天为一个周期，大概 2 ～ 3 个月就能见效。至于方法会不会对身体造成伤害，对健康有没有影响，目前还没有定论。这个方法主要是通过改变碳水量的高低来制造热量缺口，从而达到减脂目的。碳水循环饮食法的原理是，首先通过高碳水日摄入相对多的碳水，让血糖上升，并刺激胰岛素分泌，胰岛素又会把血糖转为能量并把多余的葡萄糖储存在肌肉中为运动训练供能，然后再通过一定强度的训练和运动，消耗储存在肌肉中的糖原，实现脂肪燃烧。其次，低碳水日通过减少碳水摄入，加速肌糖原耗尽调节瘦素和饥饿素，促进脂肪酸氧化避免脂肪的储存。而在低碳水日，人体内会释放一种由脑垂体分泌经下丘脑释放的活性肽，可以促进蛋白质合成，影响脂肪和矿物质代谢，研究曾表示它能将脂肪转变成能源，加速燃烧脂肪。简言之，碳水循环减肥法就是通过"欺骗"新陈代谢系统，制造缺少糖源，在体内产生不得不消耗脂肪的机体环境达到减肥的效果。

二甲双胍可以减肥吗

在医学界流传着二甲双胍可以减肥的说法，二甲双胍的确有减肥效果，但是作用机制非常复杂。因为它是一种治疗 2 型糖尿病的降糖药，通过降低食欲，减少胃肠吸收，减少能量的摄入而达到减肥的目的，但是发挥减肥作用的过程中会涉及神经组织、胃肠组织、脂肪组织等。所以用它减肥的话，副作用和不良反应都很大，可能会造成腹泻、恶心、呕吐等症状，而且长期大剂量的服用，会影响维生素 B 族的吸收，从而引发一系列的问题。

如何做到越吃越瘦

其实想要达到"越吃越瘦"的效果并不难，日常吃饭时多摄入一些饱腹感较强的食物，就可以在一定程度上减少其他食物的摄入，从而达到"越吃越瘦"的效果。饱腹感较强的食物非膳食纤维莫属。膳食纤维是一种很难被人体消化的营养素，能吸水膨胀，迅速扩大体积，增强饱腹感，还可以刺激肠道蠕动，促进排便和增加排便次数。膳食纤维含量高的食物，我给大家盘点一下：

> 蔬菜类前三名：春笋、芹菜叶、莲藕。
> 水果类前三名：酸枣、软梨、石榴。
> 谷物类前三名：麸皮、小麦、大麦。

但是要记住，膳食纤维也不是吃得越多越好，过量可能会引起胃胀和消化不良，《中国居民膳食指南（2022）》建议每天25 ~ 30克，也就是一盘春笋的量。

如何做到易瘦体质

为什么有的人怎么吃都不胖，有的人喝口凉水都胖？肥胖都有哪些相关因素呢？

第一，基因差异。英国哥伦比亚大学的一组研究发现，一种名为 *ALK* 的基因在抵抗体重增加时发挥了重要作用，它能调节大脑，还能整合和控制能量消耗来调节新陈代谢。而大多数吃不胖体质的人体内都有这种基因。还有一项研究表明，肥胖与一种简称为 *FTO* 的基因有关，其专门管理人们的食欲。简单来说，有这种基因的人从童年开始就会养成吃饱之后就一口也不多吃的习惯，而缺少此基因的人则会有吃饱了还想继续吃两口的习惯。

第二，基础代谢率。高基础代谢率就是你坐着一动不动时，身体维持正常血液循环、呼吸、心跳等基本生理活动所消耗的能量。与运动相比，基础代谢率才是耗能大户。基础代谢越高，越不容易发胖。

第三，肠胃吸收不好，消化过快。当肠胃功能较弱时，消化系统就无法很好地运行，吃进去的食物很可能还没完全消化就被排泄出来了，人也就不容易胖起来，甚至消瘦。而消化系统太过发达也可能造成机体消瘦。一般进食后，机体在 1 ～ 3 小时后才开始消化，但如果消化系统太过发达，刚吃进去可能就处在消化过程中了，因此即便吃得多也容易饿，人也不容易胖。

我们如何让自己变成易瘦体质呢？一是科学增肌，提高基础代谢率。二是维持肠道菌群的平衡，多吃一些富含膳食纤维的果胶或抗性淀粉等，可以帮助促进有益菌的繁殖。三是睡眠要充足，其原因是睡眠不足会造成体内皮质醇浓度升高，造成肌肉被分解，降低基础代谢率；还有一个原因是睡眠能够影响瘦素的分泌，帮助抑制食欲。如果你想瘦下来，不妨试试这三点。

晨跑锻炼更科学吗

　　很多人都关注跑步时间段，对于晨跑，各界也是争论不休。晨跑除了能增强体质、锻炼身体之外，还能培养意志力和顽强勇敢、克服困难的精神。再说晨跑的弊端，晨跑者大多天还没亮就开始了，由于植物的光合作用，在日间会使用二氧化碳释放氧气，但到了夜晚就只能进行呼吸作用，利用氧气制造二氧化碳，因此大气中氧气的含量在日出之前是最低的。早上锻炼时很多人都是空腹，空腹长跑者体内的糖被大量消耗，又得不到及时的补充，就有可能会造成低血糖。早上如果进行剧烈的晨跑运动，身体的肾上腺素水平会上升，血管收缩，心率快、血压高，如果这个时候身体状况不是很好，将造成突发性的猝死事件，特别是在冬天天冷的时候。

　　那么，什么时候锻炼比较好呢？我觉得最佳时间段是下午

4～6点，这个时候人的身体状态、精神状态以及身体机能都是最好的。除此之外，夜跑也是个不错的选择。夜晚的时候含氧量高，空气质量好，有利于身体健康。而且，晚上的时候新陈代谢比较旺盛，也有利于减脂；睡前适当的运动有利于改善睡眠；晚上时间充裕，也不会耽误工作学习。但是要记住晚上10点之前要结束锻炼，否则你可能会睡不着觉。

减肥可以，但别伤着胃

有的人想通过短时间节食快速瘦身，饮食如此不规律，减肥还不一定能成功，但胃肯定会受伤。

当饮食正常时，食物进入胃里后会被消化掉。但是，如果有胃结石，饮食量就会很小，但胃里的胃酸照样分泌，就会引起胃酸过多，可能加重对胃黏膜的刺激。一旦突然正常饮食，有些人甚至会暴饮暴食，就会加重胃的负担。胃哪经得起这么折腾，导致的结果就是早期可能会有反酸，胃部不适；长期就可能会导致慢性胃炎、反流性食管炎、胃溃疡等问题。

如果有朋友已经出现了泛酸、烧心、胃痛等症状，且已经发展成慢性胃炎或者反流性食管炎，该怎么办呢？自己千万别盲目吃药。一般情况下，医生会开一些抑制胃酸分泌的药物，比如艾普拉唑肠溶片，来长效抑酸以及缓解胃部的不适。所以减肥别盲目节食，一日三餐要规律，老老实实科学减肥吧。

运动后大量流汗要小心

如果你运动后大量出汗，就要小心了，80%的人可能都不知道缺少一种物质有多可怕。不知道你有没有注意过，运动员们在运动场上会喝五颜六色的饮料，这是什么呢？我们运动的时候也可以喝吗？

运动员喝的其实就是电解质水。电解质在我们的身体里看似不起眼，但其实它的作用不容小觑。人体内的电解质可以简单地理解为钠、氯、钾、钙等离子，主要成分也就是食盐里的成分，它们的存在十分重要，因为它们控制水分，维持渗透压，参与神经冲动等体内很多重要功能。水和电解质广泛分布在细胞内外，水会跟随细胞内外正负电荷流动，流向电解质浓度更高的那一边，这就形成了渗透压。类似我们平时腌咸菜，当咸菜腌制上一年之后，很快发现咸菜开始往外渗水。同样的道理，我们人体的细胞就像咸菜一样，内部充满了水。如果没有电解质和水之间的平衡作用，细胞可能会失水坏死或者吸水胀破。而且电解质在神经细胞中，通过离子通道移动的正离子会产生电脉冲，发出信号，让我们身体正常运作，控制着我们的神经冲动，以保持呼吸运动、心脏跳动和大脑活动等。

这也可以解释为什么我们的汗液是咸的。当我们运动时，体温上升，细胞内的离子通道会将电解质送入汗腺，水分也会紧随其后，使汗水被挤出皮肤。当大量汗液蒸发之后，就会在衣服上留下白色的汗渍，这就是电解质。

但是，如果你丢失太多的电解质，会对运动能力和健康有很严重的影响，表现为运动后头昏眼花、肌肉抽筋等情况。怎么补充电解质呢？最直接有效的方法就是喝电解质水，我们可以不喝运动员喝的那种高浓度的，可以选择市面上能买到的普通电解质水。体液电解质恢复平衡之后，身体的各种生理功能都会回到优良状态。

运动虽好，可不要过量

运动不合理会降低免疫力，超强、超时的运动反而对免疫系统是有害的。超常规运动之后，人体的免疫功能会暂时性下降，这在医学上叫免疫系统的开窗现象。主要原因就是超常规运动后，人体会分泌应激激素，比如皮质醇，它会导致血压、胆固醇等水平升高，同时会抑制你的免疫功能。

有研究表明，运动的持续时间超过 3 小时后，人体的免疫反应就开始走下坡路了，超过 3.5 小时就会诱发免疫抑制。运动强度越强，持续时间越长，免疫系统的开窗现象就会越久。超过 90 分钟的高强度的耐力训练会在 3 天之内让你更容易发生感染。马拉松运动员在跑完全马之后，呼吸道感染的概率可能是不参加比赛者的 6 倍，相关的风险也会持续数周。

所以，好的运动一定要满足两个条件，一是定期，二是适度。对于大多数人来说，每周 5 ～ 7 次、每次 30 ～ 60 分钟的中等强度的运动是最好的。像这样运动会增强人体的积极的免疫反应，增加巨噬细胞分泌，同时会让免疫细胞在体内更快速地循环，从而使你更好地锻炼身体，增强免疫功能。

科学跑步我来教你

心率不但能够反映运动强度以及运动效果，还能够及时发现运动是否过量，身体状况有没有出现异常。大部分人跑步往往是轻松跑的状态，主要希望增加心肌收缩力，增加肌肉对氧的利用效率，达到有氧锻炼燃脂的目的。这种状态的跑步心率控制范围应该是多少呢？

这里先普及最大心率、储备心率、静息心率三个概念的算法：

最大心率就是用 220 减去你的年龄；

静息心率就是每天早上起床后，安静状态下测量的心率，再取 3 天的平均值；

储备心率就是用最大心率—静息心率。

用"目标心率范围=储备心率（也可以叫强度百分比，%）×储备心率+静息心率"公式去计算。把三个心率的数值套进去，就可以得出轻松跑的数据，你的目标心率范围应该控制在多少才比较合适。

比如，20 岁小伙子的最大心率是 200 次 / 分，静息心率是 80 次 / 分，储备心率就是 120 次 / 分，就可以得出他在轻松跑数据目标心率范围应该控制在 151 ～ 169 次 / 分。在这个范围内跑步非常安全，而且很有效果。喜欢跑步的朋友们不妨下次跑步的时候戴腕表，计算一下自己的心率范围，体验一下。

关于跑步瘦身的误判

第一个说法是跑步 30 分钟后才会消耗脂肪。事实上，你一开始跑步就已经在消耗脂肪了。人体的供能系统十分复杂，不是按照前十几分钟消耗糖原，过了 30 分钟消耗脂肪，再过一会儿消耗蛋白质的顺序，而是同时都在消耗，只不过不同时间段的比例不一样。跑步消耗不了多少脂肪，主要消耗的是糖原。跑步需要和饮食控制相结合，长年累月才能达到减脂减重的目的。

第二个说法是跑步会让腿变粗。事实上，跑步是有可能会让腿变细的。你跑完步腿疼腿酸，是因为产生了过多的乳酸，和长肌肉没多大关系。

第三个说法是跑步不会伤膝盖。跑步大部分情况下不会伤害膝盖，但是如果过度跑就有可能。膝盖中的半月板很薄，过度跑特别容易损伤，发生无菌性的炎症。在骨科门诊，因为跑步膝盖疼、肿的患者可不少，医学上叫"跑步膝"，尤其是体重大、腿部肌肉不强劲的人更容易有跑步膝。

挥拍类运动可大大降低全因死亡率

医学杂志《柳叶刀》曾发布过关于运动的研究，该研究涉及 120 万人，共有 75 种运动，分为 8 类，最后得出结论：羽毛球、网球等挥拍类运动是最佳的运动。挥拍运动是需要协调全身的运动，挥拍的同时可以刺激到上臂、肩部的肌肉，这两个部位的肌肉可以得到有效的增强。而且在运动过程中，你需要协调全身的肌肉来完成动作，需要不断跑动，所以腿部的肌肉也可以得到很好的锻炼。此外，你的大脑需要持续保持紧张，快速思考，有健脑的功能；眼睛盯紧球，也可以起到调节眼球的作用，缓解眼部的疲劳；向上看的过程中，对你的颈椎也非常好。

这项研究表明，如果长期坚持挥拍类运动，可以减少47%的全因死亡率。在这项研究中，游泳排名第二，它可以减少28% 的全因死亡率；有氧运动排名第三，可以减少27% 的全因死亡率。因此，挥拍运动是非常好的运动。

有关减肥的 3 个谣言

谣言 1：千万别吃晚餐，否则会发胖。想减肥，晚餐一定要吃，吃得对还能提高代谢。比如，多吃富含膳食纤维的食物，红薯、南瓜等，再搭配上绿叶蔬菜。用这样的饮食方式来代替高热量的主食，不仅饱腹感很强，还热量低，不容易胖。

谣言 2：减肥坚决不能吃肉。减肥的时候可以吃肉，学会科学地吃肉，不仅不会变胖，还会让减肥更加轻松。比如，减肥期间多吃精瘦肉、鱼、虾等优质蛋白食物。吃的时候注意少油少盐，清淡饮食。

谣言 3：出汗越多，燃烧的脂肪也越多。人出汗是为了降温，是天生具备的散热机制。当体温上升时，身体会通过排汗来调节温度。另外，出汗量的多少与基因、外界环境以及一些身体疾病有关，并不能作为衡量脂肪燃烧量的标准。

那些你不知道的冷知识

网上流传的 × 宝、× × 丸真能改善性功能吗

其实年轻人性功能障碍的主要原因是心理障碍，而老年人性功能障碍的主要原因是动脉硬化，局部充血差。目前，已经被明确证实具有改善性功能的药物——西地那非，其实是一种扩血管药。西地那非不但能治疗性功能障碍，也能治疗肺动脉高压。它最早就是治疗后者的，后来才偶然发现还有改善性功能的作用。至于大肆宣传的 × 宝、× × 丸之类的补肾药，其疗效从来没有得到任何科学验证。如果你长期服用，反而容易引起自我暗示，加重心理障碍。

　　　　　　　　每个家庭都需要的健康呵护指南

男性该了解的生殖健康冷知识

1. 男生的睾丸一高一低，一大一小很正常。

2. 尿尿经常分叉可能是前列腺炎的表现，所以男生也要洁身自好。

3. 女孩子可以跟心爱的男孩子说多喝热水，表示对他肾结石以及前列腺炎的预防性关怀。

4. 男生每次性生活时间都太长，可能需要去看看医生。

5. 性生活时间太长，或者性生活之后没有去清洗，容易发生尿路感染。

头晕、胸闷、心慌，可能是心理危机

很多朋友在某一时间点，可能会出现头晕、胸闷、心慌、失眠，甚至腹泻的症状，其实这些情况往往不是疾病，而是有可能出现了心理危机，比如焦虑症。

如何缓解这些情况呢？我提出以下五点建议：

1. 每天保持规律的作息时间，比如几点起床、几点睡觉、几点吃饭。

2. 每天坚持锻炼半小时。不管是在室内还是室外锻炼，都有助于缓解紧张心情，有助于睡眠。

3. 多关注美好的事物，转移注意力。比如，休息的时候可以看书、听音乐、看电影等。

4. 不要过多关注负面的消息，偶尔看看就好。如果每天都看，会加重你的心理负担。

5. 一定要有合适的倾诉对象，有心事时一定要说出来。不见得一定要从别人口中得到什么答案，光是说出来，就会感觉好很多。

希望我的五点建议能帮助到大家，拥有更健康的心理状态。

男性为什么总有上不完的厕所

其实男女的排便生理结构没有区别。据我分析，让男性经常上厕所的便便大体分为两种：一种是真便，另一种是假便。

先说假便，典型的原因之一就是伴随着社交压力、独处需求酝酿而成，对部分男性有着充电、补充精力、缓解疲劳的神奇作用。可能只有在厕所隔间里，他才能感觉到自己在真实地活着，嗅到自由治愈的气息。所以，上厕所的时候有没有便便并不重要，最重要的是气氛，当然也可以认为他就是想偷个懒。

真便的原因有哪些呢？第一，应酬相对较多，容易吃一些高油脂的食物或者不干净的生冷食物，因此出现肠道感染或者肠道功能紊乱，这种情况会更多一些。第二，吃的多，拉的多，新陈代谢快。第三，太紧张、太焦虑时，容易出现肠易激症，导致频繁上厕所。

经常看"爱情动作片"会脑萎缩吗

从生理学上讲，"爱情动作片"能让你感到愉悦刺激，而你越沉迷，体内分泌的多巴胺就越多，于是自然而然你就想持续看更多更新奇的来维持多巴胺的分泌，让你持续快乐。而多巴胺会强化神经联系，让你产生欲望，更想重复这种行为。所以"精虫上脑"这样的表述大概也是有科学依据的。

早在 2014 年，就有人利用核磁扫描了 64 名健康成年男性的大脑，发现常看"爱情动作片"的人大脑纹状体里的灰质更少，但至于是看片导致了大脑灰质变少，还是因为大脑灰质变少而喜欢看这类影片，没有确切结论，所以暂时还不用恐慌。

所以，人经常看"爱情动作片"并不会脑萎缩，但是一部接一部地看，就会逐渐产生性成瘾，也被称为性爱上瘾症，属于纵欲障碍，这是病，得治。而且你会对传统的爱情主题越来越冷淡，会更偏好猎奇、暴力等重口味主题，因为你的阈值提高了，也只有更猎奇的主题才能激活奖赏回路，让你产生兴趣。

还有研究发现，和很少看这类影片的人相比，那些看多了的人往往抑郁症加重了，健康状况和生活质量可能更差了。由此综合来讲，看多了当心毁身体。

左眼跳财，右眼跳灾是真的吗

生活中，你有没有出现这样一种感觉，觉得自己的四肢，比如腿部的某个肌肉在跳动，一跳一跳的感觉，或者双眼的眼皮在跳动？这种现象在医学上叫肌束颤动，也叫肌束颤综合征，在绝大多数情况下，属于良性的正常的生理现象，一般容易出现在疲劳或者喝了咖啡、浓茶等含有咖啡因的饮料之后。如果跳得严重，大家可以多吃抗氧化的食物，比如洋葱、西红柿、菠菜等，能够起到一定的缓解作用。有少部分人出现肌束颤动的时候，会同时伴有肌无力或者肌萎缩，如果有这种情况，一定要立即就医。因为有一种病叫运动神经元病，在病症发生时也会出现肌束颤动，不要因此耽误诊治。

关于上厕所你所不知道的事

人一年大概要上 2500 次厕所，人的一生大概有 3 年的时间在厕所里度过。如果你在厕所里玩手机，时间可能会更长。在厕所里玩手机可能会导致沙门氏菌、大肠杆菌沾到手机上，

每个家庭都需要的健康呵护指南

再通过手到达嘴来传播疾病。所以，冲厕所时要盖上马桶盖，否则会导致在冲厕所时，飞溅出的排泄物碎片携带各种细菌病毒飞到牙刷、毛巾上。

电视剧里的敲一下脖子就晕，是真的吗

在一些电视剧中，我们经常会看到这么一幕，当女主角正与坏人面对面周旋时，男主角突然出现在坏人后面，徒手在他的脖子上"啪"这么敲一下，坏人立马晕倒。问题来了，脖子真的这么脆弱吗？敲一下真的会晕吗？其实，脆弱的不是脖子，而是咱们的颈动脉。颈动脉分叉处有一个重要的部位，这个部位叫颈动脉窦，这个部位的血管壁很薄，血管的直径较大。颈动脉窦里面的压力感受器非常敏感，主要作用是调节血压。

如果有人朝你的脖子这个位置拍，你的颈动脉窦就会遭到重击。这种突然的压迫会让颈动脉窦产生错觉，以为血压升高了，它就会本能地给你降血压，如果劲儿使大了，血压就会骤降，进而脑供血不足，双眼一黑就晕倒了。

父子之间、夫妻之间能输血吗

电视剧中有儿子抢救需要用血，老爸去献血，这在现实中能不能做到？另外，夫妻之间能不能献血？献血之后会不会影

响妻子生孩子，发生新生儿溶血？网上有人说直系亲属，比如父子、母女之间不能互相献血。如果血型相符，会发生移植物抗宿主病。这种说法并不对，为什么呢？

只有在输没有经过处理的全血的时候，才会有比较大的概率发生移植物抗宿主病。现在医院里不会输全血，都会经过一定的处理，大部分输的都是成分血，不会直接输全血。成分血中会把里面的白细胞，淋巴细胞都剔除掉，所以不太会发生移植物抗宿主病。如果夫妻之间 ABO 血型一样，其他的血型抗原都一样，那么做了交叉配型之后是可以献的，而且献完了之后妻子再生小孩，小孩不会发生新生儿溶血。

是喝酒脸红的人能喝，还是脸白的人能喝

其实这两种人都不太能喝酒。喝酒脸红是因为体内乙醇脱氢酶的活性很高，同时缺乏乙醛脱氢酶，喝进去的酒精迅速被乙醇脱氢酶分解变成乙醛，但是乙醛会快速地在体内蓄积，导致面部的毛细血管扩张，脸色就会发红，这些乙醛会慢慢地被肝脏中的 CYP450 酶一点一点代谢掉。而喝酒脸白的人体内既有乙醇脱氢酶，也有乙醛脱氢酶，但是活性都很低，所以体内的乙醇和乙醛会被肝脏中的 CYP450 酶慢慢代谢，这种人喝酒更伤肝。

什么人最能喝酒？一是体重特别重的人，能相对稀释酒精

在血液中的浓度；二是两种酶的活性都很高的人。

新房没有气味就没有甲醛吗

甲醛确实对我们的身体有害，在长期或高浓度接触下，可危害人体的皮肤、眼睛、呼吸道、神经系统等。除了甲醛，还有很多其他醛类。有些人不爱吃香菜，可能是因为嗅觉细胞把香菜识别成了某种醛的味道，这是人体 23 对染色体的第 11 号染色体上的一个基因决定的遗传问题。

闻气味不能判断家里甲醛是否超标。甲醛并不是无色无味的，它有气味，但是人类的鼻子不够灵，闻不到。另外，大部分家用甲醛检测仪根本测不准，想测甲醛至少得用 1 万元以上的设备。并且不存在 "0 甲醛家具"。家具几乎都有板材和黏合剂，这些材料都会释放甲醛。甲醛的释放是一个漫长的过程，可能会在 3 ～ 15 年内被慢慢释放出来，但释放的速率会逐渐降低。

家里放很多绿植、橘子皮、柚子皮，并不能吸附或者分解甲醛，单纯开窗通风散味也是不够的，要综合处理才行，比如用活性炭确实可以吸附甲醛，但是饱和之后还会被释放出来，所以需要定期更换。

各科室医生不希望你做的事

各个科室的临床医生不希望你做的事：

血液科医生：不希望你经常染头发。染发是否会致癌（血液系统肿瘤），目前还没有明确的定论，不过经常染发容易发生过敏，损伤发质，甚至会引起重金属中毒。老年人和孕妇抵抗力比较差，更要注意尽量不要染发，如果想染，最好间隔半年以上。

心外科医生：不希望你抽烟、喝酒。吸烟与饮酒对心脏都是有很大伤害的。

皮肤科医生：不希望你经常去角质。人体的皮肤都有自我防护修复的功能，很多去角质的产品对皮肤有一定的损害，最好少用。比起每天涂涂抹抹，你更需要注意的是做好防晒，减少黑色素沉积。

内分泌科医生：不希望你饮食作息不规律。饮食作息不规律，内分泌就会失调，从而引发一堆问题。平时应合理饮食，经常运动。不熬夜就能极大地避免这些问题，何必花钱看医生？

肾内科医生：不希望你总是憋尿。看球赛、电视剧正是精彩的时候，想上厕所但又不想错过，就忍一忍，经常这样怎么能不出问题？

心内科医生：不希望你感冒之后还剧烈运动。冬季很容易

每个家庭都需要的健康呵护指南

感冒，如果感冒了就好好休息，感冒期间抵抗力差，剧烈运动会让身体更加疲劳，诱发心肌炎。

耳鼻喉科医生：不希望你抠鼻子。手上沾有的病原体千千万，黏膜又那么脆弱，一怕抠破流鼻血，二怕沾染了细菌病毒又生病。

眼科医生：不希望你在晴天的时候不戴墨镜。白天要逛街、外出作业的人尽量备一副墨镜，光线太强的时候戴上，减少紫外线对眼角膜、视网膜等器官的伤害。

口腔科医生：不希望你用牙开啤酒瓶。牙齿可不是瓶起子，许多人用牙开啤酒瓶、咬核桃、撕标签等，且不说细菌从口入，这些硬物对牙齿的磨损可不小，现在不好好保护，以后还要花钱来补。

呼吸科医生：不希望你感冒了就吃很多的药。生病吃药很有讲究，同时吃多种药并不好。许多人希望感冒赶快好，一次吃上好几种感冒药，但是这样做，对乙酰氨基酚特别容易超标，反而伤了肝脏和肾脏。

肿瘤科医生：不希望你吃发霉的食物。勤俭节约是好事，可是发霉的食物大多含有有害物质，像花生、黄豆等发霉了，就会含有一类致癌物黄曲霉毒素，摄入过多，更容易致病。这种毒素是一般烹饪手法不能消灭的，不可存在侥幸心理。

风湿免疫科医生：不希望你无休止地左手海鲜，右手啤酒，外加无限制地喝含糖饮料，这些都是导致痛风的罪魁祸首。

泌尿外科医生：不希望你穿的内裤太紧，这样会影响你的睾丸，不利于生殖健康。

那些在生活中很有用的小知识

1. 怎样止住打喷嚏？有的时候在一些特殊的场合，自己特别不想让尴尬的喷嚏打出来，怎么办？你可以用手指轻轻捏你的鼻翼，以减轻鼻孔内的刺激，或者用手去压你嘴唇上方正中央的位置，这样打喷嚏的感觉就会立刻消失。如果你想打却打不出来怎么办？你可以眼睛看着明亮的光线，顿时就能打出一个舒服的喷嚏。

2. 怎样缓解焦虑？如果你情绪不好，有点焦虑，那么你可以试着做深呼吸。因为做深呼吸的同时可以增加迷走神经的张力，减慢呼吸，降低心率。另外，也可以吹一吹自己的大拇指，能分散你的注意力，缓解你当时紧张焦虑的情绪。当然，如果你是严重的焦虑症，最好还是看医生。

3. 怎么缓解岔气？当我们跑步的时候，经常会感觉到一侧小腹疼痛，这就是岔气。因为大多数人在跑步的时候，呼吸的频率节奏没有掌握好，主管呼吸的肋间肌、膈肌发生痉挛，跑步的时候，右脚触地的同时呼气，会给肝脏一个向下的压力，从而拉扯横膈膜，造成刺痛。解决岔气的办法是，保持一个固定的呼吸频率，比如三步一呼一吸，或者两步一呼一吸，同时在左脚触地的时候再把气呼出去。

4.怎样快速入睡？失眠的感觉真是太闹心了，其实尝试持续眨眼 1 分钟，就有可能会解决。因为眨眼会带动眼部肌肉的运动，就像长时间跑步腿会累一样，长时间眨眼之后，眼部肌肉也会疲劳，这样就有可能让你感觉到累，更快入睡。

5.想去除大蒜味儿怎么办？其实吃点苹果就行。苹果中的酚类物质可以和大蒜中散发异味的硫化物结合，变成没有气味或者是有一点儿香味的物质。